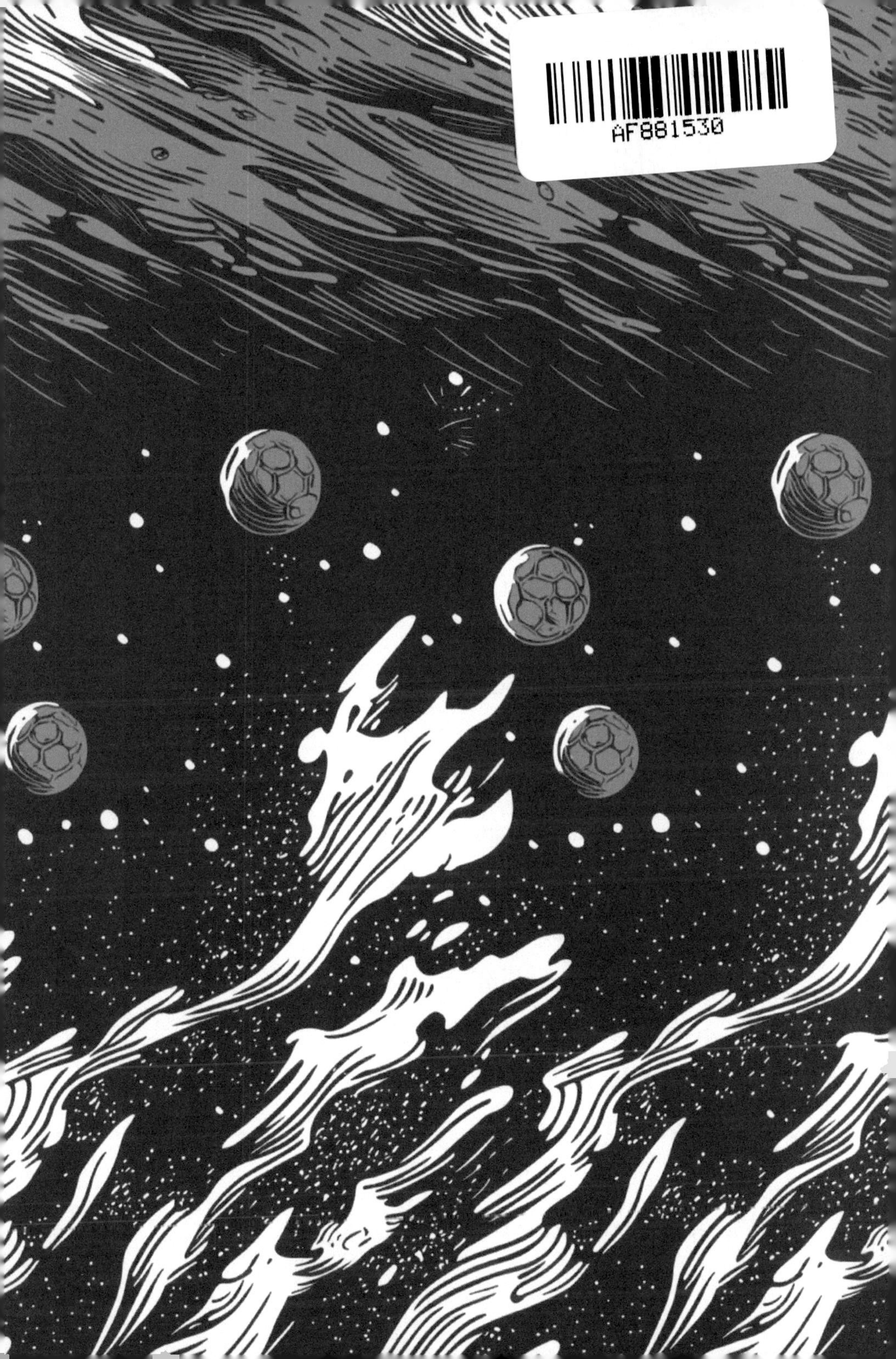

Inhaltsverzeichnis

Artemis Saage

Jod Medizinisch: Der praktische Ratgeber zur Jod Behandlung

Grundlagen der Jodmedizin, therapeutische Anwendungen und medizinische Indikationen für eine erfolgreiche Heilung

135 Quellen
19 Fotos / Grafiken
19 Illustrationen

Impressum

Saage Media GmbH
c/o SpinLab – The HHL Accelerator
Spinnereistraße 7
04179 Leipzig, Germany
E-Mail: contact@SaageMedia.com
Web: SaageMedia.com
Commercial Register: Local Court Leipzig, HRB 42755 (Handelsregister: Amtsgericht Leipzig, HRB 42755)
Managing Director: Rico Saage (Geschäftsführer)
VAT ID Number: DE369527893 (USt-IdNr.)

Publisher: Saage Media GmbH
Veröffentlichung: 01.2025
Umschlagsgestaltung: Saage Media GmbH
ISBN-Softcover: 978-3-384-47879-5
ISBN-Ebook: 978-3-384-47880-1

Rechtliches / Hinweise

Die in diesem Buch aufgeführten externen Links und Quellenverweise wurden zum Zeitpunkt der Buchveröffentlichung geprüft. Auf die aktuellen und zukünftigen Gestaltungen und Inhalte der verlinkten Seiten hat der Autor keinen Einfluss. Für illegale, fehlerhafte oder unvollständige Inhalte sowie für Schäden, die durch die Nutzung oder Nichtnutzung der Informationen entstehen, haftet allein der Anbieter der verlinkten Website, nicht derjenige, der über Links auf die jeweilige Veröffentlichung verweist. Alle verwendeten externen Quellen sind im Literaturverzeichnis aufgeführt. Trotz sorgfältiger inhaltlicher Kontrolle übernehmen wir keine Haftung für die Inhalte externer Quellen. Für den Inhalt der zitierten Quellen sind ausschließlich deren Betreiber verantwortlich. Bilder und Quellen Dritter sind als solche gekennzeichnet. Die Vervielfältigung, Bearbeitung, Verbreitung und jede Art der Verwertung außerhalb der Grenzen des Urheberrechtes bedürfen der schriftlichen Zustimmung des jeweiligen Autors bzw. Erstellers.
Die in diesem Buch enthaltenen Quellenverweise und Zitate wurden sorgfältig recherchiert und sinngemäß wiedergegeben. Die Interpretation und Darstellung der zitierten Inhalte spiegelt die Auffassung des Autors wider und muss nicht zwangsläufig mit der Intention oder Meinung der ursprünglichen Autoren übereinstimmen. Bei sinngemäßen Zitaten wurden die Kernaussagen der Originalquellen nach bestem Wissen und Gewissen in den Kontext dieses Werkes eingebettet, können jedoch durch die Übertragung und Vereinfachung von den ursprünglichen Formulierungen und Bedeutungsnuancen abweichen. Alle verwendeten Quellen sind im Literaturverzeichnis vollständig aufgeführt und können dort im Original nachgelesen werden. Die Verantwortung für die Interpretation und kontextuelle Einbettung der zitierten Inhalte liegt beim Autor dieses Buches. Bei wissenschaftlichen Fragestellungen und Detailinformationen wird empfohlen, die Originalquellen zu konsultieren. Der Autor hat sich bemüht, komplexe wissenschaftliche Sachverhalte allgemeinverständlich darzustellen. Dabei können Vereinfachungen und Verallgemeinerungen nicht ausgeschlossen werden. Für die fachliche Richtigkeit und Vollständigkeit der vereinfachten Darstellungen kann keine Gewähr übernommen werden. Die sinngemäße Wiedergabe von Zitaten und wissenschaftlichen Erkenntnissen erfolgt nach bestem Wissen und Gewissen unter Beachtung des Zitatrechts gemäß § 51 UrhG. Bei der Vereinfachung und Übertragung und ggf. Übersetzung wissenschaftlicher Inhalte in eine allgemeinverständliche Sprache können Bedeutungsnuancen und fachliche Details verloren gehen. Für akademische Zwecke und bei der Verwendung als wissenschaftliche Referenz wird ausdrücklich empfohlen, auf die Originalquellen zurückzugreifen. Die vereinfachte Darstellung dient ausschließlich der populärwissenschaftlichen Information.
Die in diesem Buch enthaltenen Informationen zur Jodmedizin, therapeutischen Anwendungen und medizinischen Indikationen wurden sorgfältig recherchiert und nach bestem Wissen zum Zeitpunkt der Drucklegung zusammengestellt. Dennoch können sich medizinische Erkenntnisse und Behandlungsmethoden im Bereich der Jodtherapie stetig weiterentwickeln. Die Informationen in diesem Ratgeber ersetzen keine professionelle medizinische Beratung, Diagnose oder Behandlung. Vor der Einnahme von Jodpräparaten oder dem Beginn einer Jodtherapie sollte immer Rücksprache mit einem qualifizierten Arzt oder Heilpraktiker gehalten werden, da Jod in falscher Dosierung oder bei bestimmten Vorerkrankungen gesundheitliche Risiken bergen kann. Autor und Verlag übernehmen keine Haftung für gesundheitliche Schäden oder Folgeschäden, die aus der Anwendung der beschriebenen Jodtherapien und Behandlungsmethoden resultieren könnten. Die Nutzung der Informationen erfolgt auf eigene Gefahr. Besondere Vorsicht ist bei Schilddrüsenerkrankungen, Schwangerschaft, während der Stillzeit oder bei der Einnahme bestimmter Medikamente geboten. Die individuell richtige Jod-Dosierung kann nur durch medizinisches Fachpersonal bestimmt werden. Alle in diesem Werk verwendeten Produktnamen, Markennamen und geschützten Warenzeichen im Zusammenhang mit Jodpräparaten und medizinischen Produkten verbleiben im Eigentum ihrer jeweiligen Rechteinhaber und werden hier nur zu Informationszwecken genannt. Eine vollständige Quellenangabe zu den medizinischen Studien und Forschungsarbeiten findet sich im Anhang des Buches.
Dieses Buch wurde unter Verwendung von Künstlicher Intelligenz und anderen Tools erstellt. Unter anderem wurden Tools für die Recherche und Generierung der dekorativen Illustrationen eingesetzt. Trotz Kontrolle können Fehler nicht vollständig ausgeschlossen werden. Wir möchten betonen, dass der Einsatz von KI als unterstützendes Werkzeug dient, um unseren Lesern ein qualitativ hochwertiges und inspirierendes Leseerlebnis zu bieten.

Liebe Leserinnen, liebe Leser,

von Herzen danke ich Ihnen, dass Sie sich für dieses Buch entschieden haben. Mit Ihrer Wahl haben Sie mir nicht nur Ihr Vertrauen geschenkt, sondern auch einen Teil Ihrer wertvollen Zeit. Das weiß ich sehr zu schätzen.
Jod - ein faszinierendes Spurenelement mit weitreichender Bedeutung für unsere Gesundheit. Neue Forschungsergebnisse zeigen: Seine therapeutischen Möglichkeiten gehen weit über die klassische Schilddrüsenbehandlung hinaus. Während Jodmangel weltweit zu den häufigsten Nährstoffdefiziten zählt, bleiben die vielfältigen Behandlungsmöglichkeiten mit Jod oft ungenutzt. Dieses fundierte Fachbuch schlägt die Brücke zwischen wissenschaftlichen Erkenntnissen und praktischer Anwendung. Sie erhalten einen strukturierten Einblick in die molekularen Wirkmechanismen, bewährte Therapieformen und moderne Behandlungskonzepte. Von der topischen Wundbehandlung bis zur systemischen Therapie werden alle relevanten Aspekte praxisnah beleuchtet. Das Werk vermittelt evidenzbasiertes Fachwissen zur gezielten Jodanwendung bei verschiedenen Indikationen - von Infektionskrankheiten über Stoffwechselstörungen bis hin zur Wundheilung. Besonderes Augenmerk liegt auf Dosierungsrichtlinien und Sicherheitsaspekten. Ein wissenschaftlich fundierter Ratgeber für Mediziner, Therapeuten und interessierte Laien, der das therapeutische Potential von Jod umfassend erschließt. Entdecken Sie die vielfältigen Möglichkeiten der modernen Jodmedizin und erweitern Sie Ihr therapeutisches Spektrum mit diesem praxisorientierten Standardwerk.
Ich wünsche Ihnen nun eine inspirierende und aufschlussreiche Lektüre. Sollten Sie Anregungen, Kritik oder Fragen haben, freue ich mich über Ihre Rückmeldung. Denn nur durch den aktiven Austausch mit Ihnen, den Lesern, können zukünftige Auflagen und Werke noch besser werden. Bleiben Sie neugierig!

Artemis Saage
Saage Media GmbH

- support@saagemedia.com
- Spinnereistraße 7 - c/o SpinLab – The HHL Accelerator, 04179 Leipzig, Germany

Einleitung

Um Ihnen die bestmögliche Leseerfahrung zu bieten, möchten wir Sie mit den wichtigsten Merkmalen dieses Buches vertraut machen. Die Kapitel sind in einer logischen Reihenfolge angeordnet, sodass Sie das Buch von Anfang bis Ende durchlesen können. Gleichzeitig wurde jedes Kapitel und Unterkapitel als eigenständige Einheit konzipiert, sodass Sie auch gezielt einzelne Abschnitte lesen können, die für Sie von besonderem Interesse sind. Jedes Kapitel basiert auf sorgfältiger Recherche und ist durchgehend mit Quellenangaben versehen. Sämtliche Quellen sind direkt verlinkt, sodass Sie bei Interesse tiefer in die Thematik eintauchen können. Auch die im Text integrierten Bilder sind mit entsprechenden Quellenangaben und Links versehen. Eine vollständige Übersicht aller Quellen- und Bildnachweise finden Sie im verlinkten Anhang. Um die wichtigsten Informationen nachhaltig zu vermitteln, schließt jedes Kapitel mit einer prägnanten Zusammenfassung. Fachbegriffe sind im Text unterstrichen dargestellt und werden in einem direkt darunter platzierten, verlinkten Glossar erläutert.

Für einen schnellen Zugriff auf weiterführende Online-Inhalte können Sie die QR-Codes mit Ihrem Smartphone scannen.

Zusätzliche Bonus-Materialien auf unserer Website

Auf unserer Website stellen wir Ihnen folgende exklusive Materialien zur Verfügung:

- Bonusinhalte und zusätzliche Kapitel
- Eine kompakte Gesamtzusammenfassung
- Eine PDF-Datei mit allen Quellenangaben
- Weiterführende Literaturempfehlungen

Die Website befindet sich derzeit noch im Aufbau.

SaageBooks.com/de/jod_heilkunde-bonus-ORHM1F

1. Grundlagen der Jodmedizin

Die molekulare Struktur von Jod, die biochemischen Prozesse im Körper und die komplexen Wechselwirkungen mit dem Immunsystem bilden die Grundpfeiler der modernen Jodmedizin. Doch wie genau wirkt dieses faszinierende Element auf zellulärer Ebene? Welche Rolle spielt es bei der Regulation unserer Schilddrüsenhormone? Und warum ist ein ausgewogener Jodhaushalt so essentiell für unsere Gesundheit? Die Antworten auf diese Fragen führen uns durch die verschiedenen Ebenen der Jodwirkung - von der atomaren Struktur bis hin zu den weitreichenden Auswirkungen auf unseren gesamten Organismus. Dabei zeigt sich immer wieder die zentrale Bedeutung dieses Elements für lebenswichtige Körperfunktionen. Von der traditionellen Verwendung von jodhaltigen Heilmitteln bis zu modernsten therapeutischen Ansätzen hat sich unser Verständnis der Jodmedizin stetig weiterentwickelt. Die folgenden Kapitel beleuchten diese Entwicklung und zeigen auf, wie dieses Wissen heute in der medizinischen Praxis genutzt wird. Die Erkenntnisse der letzten Jahrzehnte haben nicht nur unser Verständnis der Jodmedizin revolutioniert, sondern eröffnen auch neue Perspektiven für die Behandlung verschiedener Erkrankungen - ein spannendes Forschungsfeld, das noch lange nicht ausgeschöpft ist.

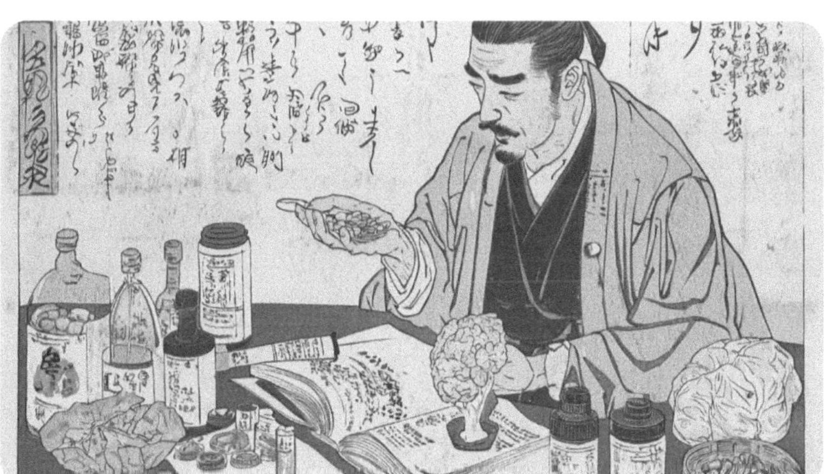

1. 1. Chemische Eigenschaften und Wirkungsweise

Die Wechselwirkungen von Jod im menschlichen Körper werfen grundlegende Fragen auf: Wie gelangt das Spurenelement in unsere Zellen? Welche molekularen Mechanismen ermöglichen seine vielfältigen Funktionen? Und weshalb ist das Verständnis seiner chemischen Eigenschaften so entscheidend für die moderne Medizin? Die Antworten liegen in der faszinierenden Chemie dieses Halogenelements. Von seiner molekularen Struktur bis hin zu komplexen biochemischen Prozessen zeigt Jod ein breites Spektrum an Eigenschaften, die seine medizinische Bedeutung begründen. Als essentielles Spurenelement ist es nicht nur an der Produktion lebenswichtiger Hormone beteiligt, sondern spielt auch eine zentrale Rolle bei zahlreichen Stoffwechselprozessen. Die genaue Kenntnis der chemischen Eigenschaften und Wirkungsweisen von Jod bildet die Grundlage für dessen sichere und effektive medizinische Anwendung - von der Schilddrüsentherapie bis hin zur Desinfektion. Ein tieferes Verständnis dieser Zusammenhänge eröffnet neue Perspektiven für die praktische Anwendung in der modernen Medizin.

> *„Jod existiert in seiner natürlichen Form als homodiatomisches Molekül (I2), bei dem zwei Jodatome durch eine Einfachbindung miteinander verbunden sind.“*

1. 1. 1. Molekulare Struktur von Jod

Die molekulare Struktur von Jod zeigt faszinierende Eigenschaften, die sowohl für das grundlegende Verständnis der Chemie als auch für praktische medizinische Anwendungen von großer Bedeutung sind. Als Element der Halogengruppe besitzt Jod die Ordnungszahl 53 und weist eine charakteristische Elektronenkonfiguration von 2-8-18-18-7 auf [s1]. Diese Konfiguration erklärt sich durch die Verteilung der Elektronen über fünf Schalen, wobei die äußerste Schale sieben Elektronen enthält [s2]. In seiner natürlichen Form existiert Jod als homodiatomisches Molekül (I2), bei dem zwei Jodatome durch eine Einfachbindung miteinander verbunden sind [s3]. Diese Struktur lässt sich besonders gut durch die Lewis-Strukturformel darstellen. In der Praxis ist diese molekulare Anordnung beispielsweise relevant für die bekannte Jod-Stärke-Reaktion, die in der medizinischen Diagnostik genutzt wird - selbst kleinste Jodmengen erzeugen dabei eine charakteristische blau-schwarze Färbung [s1]. Im festen Zustand bildet Jod eine kristalline Struktur mit einer flächenzentrierten kubischen Anordnung [s2]. Diese Kristallstruktur erklärt die charakteristischen violetten Dämpfe, die entstehen, wenn festes Jod sublimiert - ein Phänomen, das bei der Desinfektion von medizinischen Instrumenten genutzt werden kann. Dabei sollte man allerdings stets unter einem Abzug arbeiten, da die Dämpfe gesundheitsschädlich sind. Besonders interessant für medizinische Anwendungen ist das Verhalten von Jod in wässriger Lösung. Hier findet eine komplexe Reaktion statt, bei der sich verschiedene Ionenspezies bilden: I2(l) + H2O(l) -> OI-(aq) + 2H+(aq) + I-(aq) [s2]. Diese Reaktion ist fundamental für die Wirksamkeit jodhaltiger Desinfektionsmittel, wobei die entstehenden Ionen für die antimikrobielle Wirkung verantwortlich sind. Die verschiedenen Oxidationszustände von Jod (-1, +1, +3, +5 und +7) [s1] ermöglichen vielfältige chemische Reaktionen. Besonders relevant ist dies bei der Verwendung von hypervalentem Jod(III) als Katalysator, der unter milden Bedingungen hohe Enantioselektivitäten von bis zu 94% erreichen kann [s4]. Diese Eigenschaft macht Jodverbindungen zu wertvollen Werkzeugen in der pharmazeutischen Synthese. Ein faszinierender Aspekt der molekularen Struktur von Jod zeigt sich in seinen quantisierten vibronischen und elektronischen Zuständen [s3]. Die UV-vis-Spektroskopie offenbart dabei eng beieinander liegende Absorptionslinien, die durch verschiedene Schwingungszustände der Moleküle entstehen. Dieses Wissen wird in der medizinischen Analytik genutzt, beispielsweise bei der Qualitätskontrolle jodhaltiger Präparate. Das einzige natürlich vorkommende stabile Isotop ist Jod-127, während das radioaktive Isotop Jod-131 in der Nuklearmedizin Verwendung findet [s1]. Bei der Handhabung von radioaktivem Jod-131 müssen besondere Sicherheitsvorkehrungen getroffen werden - medizinisches Personal sollte stets Schutzkleidung tragen und die Expositionszeit minimieren. Die chirale Helizität, die durch Wasserstoffbrückenbindungen entsteht, spielt eine wichtige Rolle bei der enantioselektiven Katalyse [s4]. Diese Eigenschaft wird in der pharmazeutischen Industrie genutzt, um gezielt bestimmte Stereoisomere zu synthetisieren - ein entscheidender Faktor für die Wirksamkeit vieler Medikamente.

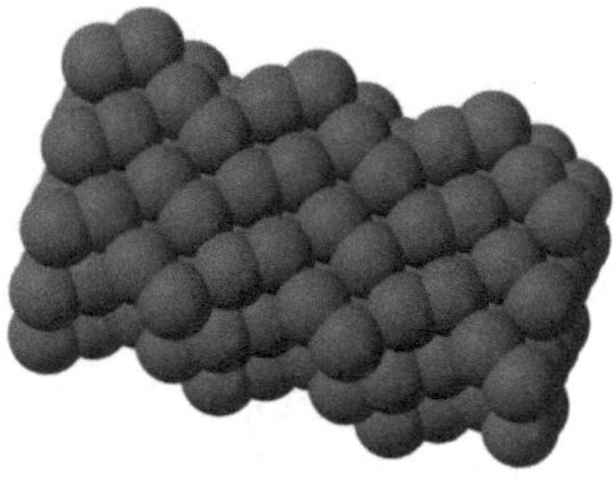

Jod [i1]

Glossar

Enantioselektivität
Beschreibt die bevorzugte Bildung eines bestimmten Spiegelbildisomers bei einer chemischen Reaktion

Helizität
Beschreibt die schraubenförmige Anordnung von Molekülen oder deren Bestandteilen im Raum

Vibronisch
Bezieht sich auf die Wechselwirkung zwischen Elektronen- und Schwingungsbewegungen in einem Molekül

1. 1. 2. Biochemische Prozesse im Körper

Die biochemischen Prozesse im Körper, die mit Jod zusammenhängen, sind hochkomplex und fein aufeinander abgestimmt. Im Zentrum steht dabei die Schilddrüse als zentrales Steuerungsorgan für den Jodstoffwechsel [s5]. Dieses schmetterlingsförmige Organ produziert lebenswichtige Hormone, wobei etwa 90% als inaktives Hormon (T4) und 10% als aktives Hormon (T3) gebildet werden [s6]. Die Regulation dieser Hormonproduktion erfolgt über einen ausgeklügelten Feedback-Mechanismus: Die Hypophyse überwacht kontinuierlich den Hormonspiegel im Blut und reagiert bei Bedarf mit der Ausschüttung des Thyroidea-stimulierenden Hormons (TSH) [s5]. Dieses TSH dockt an spezielle Rezeptoren der Schilddrüsenzellen an und aktiviert dort verschiedene Signalwege, die die Produktion der Schilddrüsenhormone ankurbeln [s7]. Für Menschen mit Schilddrüsenunterfunktion bedeutet dies praktisch, dass die morgendliche Einnahme von Schilddrüsenmedikamenten auf nüchternen Magen erfolgen sollte, um eine optimale Aufnahme zu gewährleisten. Ein faszinierender Aspekt ist die Umwandlung der Hormone im Körper: Das hauptsächlich produzierte T4 wird in den Zielgeweben durch spezielle Enzyme, die Deiodinasen, in das aktive T3 umgewandelt [s5]. Diese Umwandlung findet besonders in Geweben mit hohem Blutfluss statt [s6]. Sportler sollten daher wissen, dass intensive körperliche Aktivität den Stoffwechsel und damit auch den Bedarf an Schilddrüsenhormonen erhöhen kann. Die aktiven Schilddrüsenhormone entfalten ihre Wirkung in praktisch allen Körperzellen. Sie steigern die Stoffwechselrate, erhöhen die Wärmeproduktion und den Sauerstoffverbrauch [s6]. Auch das Herz-Kreislauf-System wird beeinflusst: Herzfrequenz, Schlagvolumen und Herzleistung werden gesteigert [s6]. Für den Alltag bedeutet dies, dass Menschen mit einer Schilddrüsenüberfunktion oft vermehrtes Schwitzen und Herzrasen als Symptome bemerken. Bei Schilddrüsenerkrankungen wie einer Überfunktion oder bei Schilddrüsenkrebs kommt häufig eine Radiojodtherapie zum Einsatz [s8]. Dabei wird das radioaktive Isotop Jod-131 verwendet, das sich gezielt in der Schilddrüse anreichert [s9]. Die Wirkung entwickelt sich über mehrere Monate, wobei der maximale therapeutische Effekt nach drei bis sechs Monaten erreicht wird [s8]. Patienten müssen sich darauf einstellen, dass sie nach einer solchen Therapie meist lebenslang Schilddrüsenhormone einnehmen müssen. Besonders kritisch ist die Rolle der Schilddrüsenhormone während der

Entwicklung: Sie sind essentiell für das Wachstum und die Gehirnentwicklung [s10]. Bei einer angeborenen Schilddrüsenunterfunktion (kongenitale Hypothyreose) können genetische Mutationen die Hormonsynthese beeinträchtigen [s10]. Daher ist das Neugeborenen-Screening auf Schilddrüsenunterfunktion heute Standard und ermöglicht eine frühzeitige Behandlung. Die Schilddrüsenhormone beeinflussen auch die Blutbildung, indem sie die Produktion von roten Blutkörperchen und Hämoglobin stimulieren [s6]. Dies verbessert die Sauerstoffversorgung der Gewebe - ein wichtiger Aspekt für die körperliche Leistungsfähigkeit. Menschen mit Schilddrüsenunterfunktion sollten daher regelmäßig ihre Blutwerte kontrollieren lassen, da sie häufiger zu Blutarmut neigen.

Glossar

Deiodinasen
Spezielle Enzyme, die für die Umwandlung von Schilddrüsenhormonen zuständig sind. Sie kommen in verschiedenen Typen (D1, D2, D3) vor und sind besonders in Leber, Niere und Muskelgewebe aktiv.

Hypophyse
Eine etwa erbsengroße Hormondrüse am Gehirnboden, die als übergeordnete Steuerungszentrale für viele Hormonfunktionen im Körper fungiert. Sie wird auch als Hirnanhangsdrüse bezeichnet.

Thyroidea-stimulierendes Hormon
Ein in der Hirnanhangsdrüse produziertes Hormon, auch Thyreotropin genannt, das die Produktion und Freisetzung von Schilddrüsenhormonen steuert. Der Normalwert liegt zwischen 0,4 und 4,0 mU/l.

Zusammenfassung - 1. 1. Chemische Eigenschaften und Wirkungsweise

- Jod besitzt eine Elektronenkonfiguration von 2-8-18-18-7 über fünf Schalen verteilt
- In wässriger Lösung bildet Jod verschiedene Ionenspezies nach der Reaktion: I2(l) + H2O(l) -> OI-(aq) + 2H+(aq) + I-(aq)
- Hypervalentes Jod(III) erreicht als Katalysator Enantioselektivitäten bis zu 94%
- Die Schilddrüse produziert 90% inaktives T4 und 10% aktives T3 Hormon
- Die Umwandlung von T4 zu aktivem T3 erfolgt durch spezielle Deiodinasen-Enzyme besonders in Geweben mit hohem Blutfluss
- Bei der Radiojodtherapie mit Jod-131 wird der maximale therapeutische Effekt erst nach 3-6 Monaten erreicht
- Schilddrüsenhormone stimulieren die Produktion von Erythrozyten und Hämoglobin zur Verbesserung der Sauerstoffversorgung
- Die UV-vis-Spektroskopie zeigt eng beieinander liegende Absorptionslinien durch verschiedene molekulare Schwingungszustände
- Chirale Helizität durch Wasserstoffbrückenbindungen ermöglicht gezielte Stereoisomer-Synthesen in der Pharmazie

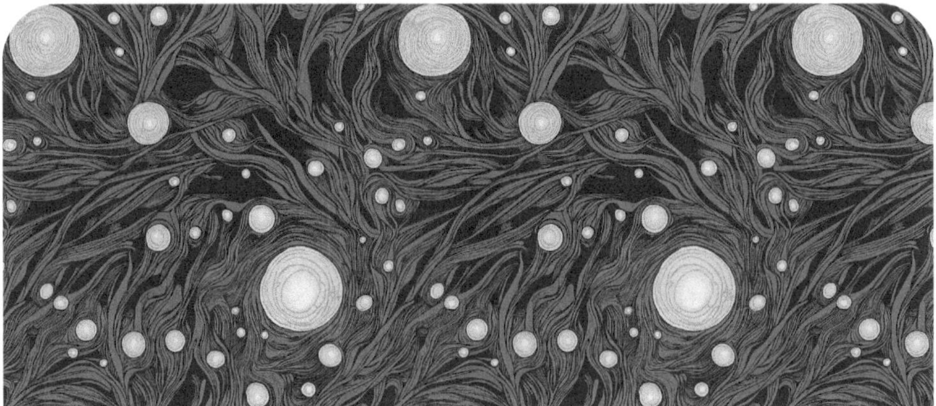

1. 2. Historische Entwicklung der Jodanwendung

Die medizinische Verwendung von Jod hat eine bemerkenswerte Geschichte, die von frühen empirischen Beobachtungen bis zu modernen wissenschaftlichen Erkenntnissen reicht. Wie entwickelte sich das Verständnis für die heilende Wirkung jodhaltiger Substanzen über die Jahrtausende? Welche Rolle spielten dabei traditionelle Heilmethoden verschiedener Kulturen, und wie vollzog sich der Übergang zur evidenzbasierten Medizin? Die Geschichte der Jodanwendung ist eng mit der Entwicklung der Schilddrüsenmedizin verbunden und zeigt exemplarisch den Weg von der intuitiven Nutzung natürlicher Ressourcen bis zur gezielten therapeutischen Intervention. Von besonderem Interesse ist dabei die Frage, wie aus dem traditionellen Wissen um die Heilkraft von Algen und Seetang die moderne Jodmedizin entstehen konnte. Die systematische Erforschung der Jodwirkung führte zu fundamentalen Entdeckungen in der Medizin und eröffnete neue Behandlungsmöglichkeiten, die bis heute relevant sind. Die folgende historische Betrachtung zeigt nicht nur die wissenschaftlichen Meilensteine, sondern auch die bemerkenswerte Kontinuität zwischen traditionellem Heilwissen und moderner medizinischer Praxis.

„Die erste medizinische Nutzung von Algen konnte bereits vor etwa 14.000 Jahren nachgewiesen werden."

1. 2. 1. Traditionelle Heilmethoden

Die Geschichte der traditionellen Heilmethoden im Zusammenhang mit Jod zeigt eine faszinierende Entwicklung, die bis in die Antike zurückreicht. Besonders bemerkenswert ist die frühe Verwendung von Algen, deren medizinische Nutzung bereits vor etwa 14.000 Jahren nachgewiesen werden konnte [s11]. Diese ersten Anwendungen basierten auf empirischem Wissen, das über Generationen mündlich weitergegeben wurde und sich später in verschiedenen Heiltraditionen manifestierte.

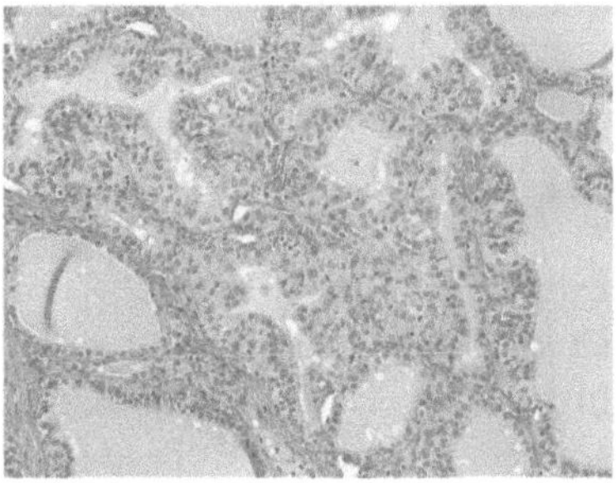

Schilddrüsenerkrankungen [i2]

In der traditionellen asiatischen Medizin spielten Algen eine zentrale Rolle, sowohl als Nahrungsmittel als auch als Heilmittel. Die therapeutischen Eigenschaften wurden in der Materia Medica detailliert dokumentiert, wobei besonders die Behandlung von Schilddrüsenerkrankungen hervorgehoben wurde [s11]. Ein praktisches Beispiel dieser frühen Anwendung war die Verabreichung von Algenzubereitungen in Form von Tees oder Umschlägen bei Kropferkrankungen - eine Behandlungsmethode, die sich später als wissenschaftlich fundiert erwies, da Algen natürliche Jodquellen sind. Die europäische Tradition der Algenmedizin entwickelte sich parallel, wenn auch weniger ausgeprägt als in Asien. Hier wurden Algen hauptsächlich in Form von Infusionen, Pillen, Tinkturen und Auflagen verwendet, um verschiedene Beschwerden wie Gicht, Hauterkrankungen und Schwellungen zu behandeln [s11]. Ein interessantes Beispiel für die praktische Anwendung war die Herstellung von Algenkompressen: Getrocknete Algen wurden in warmem Wasser eingeweicht und als heilender Umschlag auf entzündete Gelenke oder geschwollene Körperpartien aufgelegt. Ein bemerkenswerter Wendepunkt in der Geschichte der traditionellen Heilmethoden ereignete sich während des amerikanischen Bürgerkriegs. Aufgrund des akuten Mangels an konventionellen Medikamenten wurde ein umfassender Leitfaden zu traditionellen Pflanzenheilmitteln des Südens erstellt [s12]. Diese Sammlung, die 1863 veröffentlicht wurde, enthielt Wissen von Ureinwohnern und versklavten Afrikanern und beschrieb 37 Pflanzenarten zur Behandlung von Gangrän und anderen Infektionen. Die Entwicklung der Schilddrüsenhormon-Ersatztherapie markiert einen wichtigen Übergang von traditionellen zu modernen Behandlungsmethoden. Natürliche Schilddrüsenpräparate dominierten die Behandlung im 20. Jahrhundert [s13], bis in den 1970er Jahren zwei wichtige Entwicklungen zu einem Paradigmenwechsel führten: die Entwicklung des TSH-Radioimmunoassays und die Identifizierung der T4-zu-T3-Konversion. Ein bedeutender Durchbruch in der medizinischen Anwendung von Jod erfolgte in den 1930er und 1940er Jahren mit der Entwicklung der radioaktiven Jodtherapie. 1938 wurde die selektive Aufnahme von radioaktivem Jod durch die Schilddrüse nachgewiesen [s14], was zu erfolgreichen Behandlungen von Schilddrüsenüberfunktion ab 1941 führte. Die breite Verfügbarkeit von radioaktivem Jod ab 1946 revolutionierte die Behandlung von Schilddrüsenerkrankungen und markierte den endgültigen Übergang von traditionellen zu modernen Therapiemethoden. Diese historische Entwicklung zeigt eindrucksvoll, wie traditionelles Heilwissen durch wissenschaftliche Erkenntnisse validiert und weiterentwickelt wurde. Heute werden viele dieser traditionellen Ansätze in der integrativen Medizin wieder aufgegriffen und mit modernen Behandlungsmethoden kombiniert, was die anhaltende Relevanz dieses historischen Erbes unterstreicht.

Glossar

Gangrän

Das Absterben von Gewebe durch mangelnde Durchblutung oder schwere Infektionen, oft begleitet von Verfärbung und Zersetzung des betroffenen Gewebes

Materia Medica

Ein historisches Verzeichnis von Heilmitteln und deren Wirkungen, das als Grundlage der Pharmakologie gilt und erstmals von Dioskurides im 1. Jahrhundert n. Chr. systematisch zusammengestellt wurde

TSH-Radioimmunoassay

Eine Labormethode zur präzisen Messung des Thyreoidea-stimulierenden Hormons im Blut mittels radioaktiv markierter Antikörper

Zusammenfassung - 1. 2. Historische Entwicklung der Jodanwendung

- Erste Nachweise der medizinischen Algennutzung reichen 14.000 Jahre zurück
- Die asiatische Materia Medica dokumentierte detailliert die therapeutische Wirkung von Algen bei Schilddrüsenerkrankungen
- 1863 entstand während des amerikanischen Bürgerkriegs ein umfassender Leitfaden zu traditionellen Pflanzenheilmitteln mit 37 Pflanzenarten zur Behandlung von Gangrän
- 1938 wurde die selektive Aufnahme von radioaktivem Jod durch die Schilddrüse erstmals nachgewiesen
- Ab 1941 erfolgten die ersten erfolgreichen Behandlungen von Schilddrüsenüberfunktion mit radioaktivem Jod
- Die breite Verfügbarkeit von radioaktivem Jod ab 1946 revolutionierte die Schilddrüsentherapie
- In den 1970er Jahren führten die Entwicklung des TSH-Radioimmunoassays und die Identifizierung der T4-zu-T3-Konversion zu einem Paradigmenwechsel in der Schilddrüsenhormon-Ersatztherapie

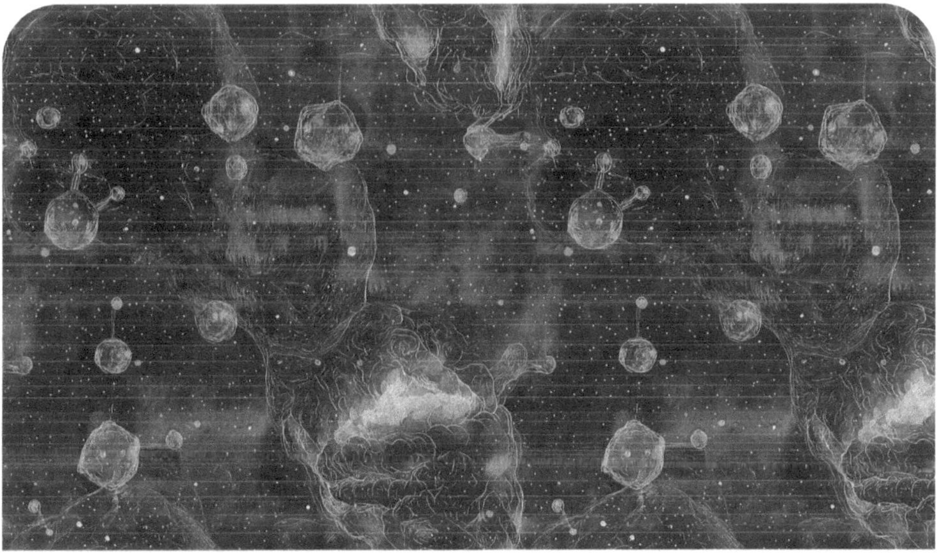

1. 3. Physiologische Bedeutung

Die physiologische Bedeutung von Jod im menschlichen Körper wirft faszinierende Fragen auf: Wie schafft es dieses einzelne Element, so viele lebenswichtige Prozesse zu steuern? Warum benötigt gerade die Schilddrüse solch präzise regulierte Jodmengen? Und welche Rolle spielt Jod bei der Unterstützung unseres Immunsystems? Die Antworten auf diese Fragen offenbaren ein komplexes Zusammenspiel verschiedener Körpersysteme. Von der Schilddrüsenfunktion über die hormonelle Regulation bis hin zur Immunabwehr – Jod erweist sich als unverzichtbares Element für die menschliche Gesundheit. Dabei zeigen aktuelle Forschungsergebnisse immer wieder neue Aspekte seiner physiologischen Wirkung, die weit über die klassische Rolle in der Schilddrüse hinausgehen. Die folgenden Ausführungen beleuchten die wissenschaftlichen Grundlagen der Jodwirkung im Körper und liefern praktische Erkenntnisse für den medizinischen Alltag. Ein besonderer Fokus liegt dabei auf den molekularen Mechanismen, die erst in den letzten Jahren entschlüsselt wurden und unser Verständnis der Jodwirkung grundlegend erweitert haben.

> *„Die Schilddrüse konzentriert 70-80% des körpereigenen Jods und benötigt täglich etwa 80 Mikrogramm für die Hormonsynthese.“*

1. 3. 1. Schilddrüsenfunktion

Die Schilddrüse, ein faszinierendes Organ unseres endokrinen Systems, spielt eine zentrale Rolle bei zahlreichen Stoffwechselprozessen im Körper [s15]. Ihre Hauptaufgabe besteht in der Produktion der lebenswichtigen Hormone Thyroxin (T4) und Triiodthyronin (T3), wobei etwa 90% als inaktives T4 und 10% als aktives T3 gebildet werden [s16].

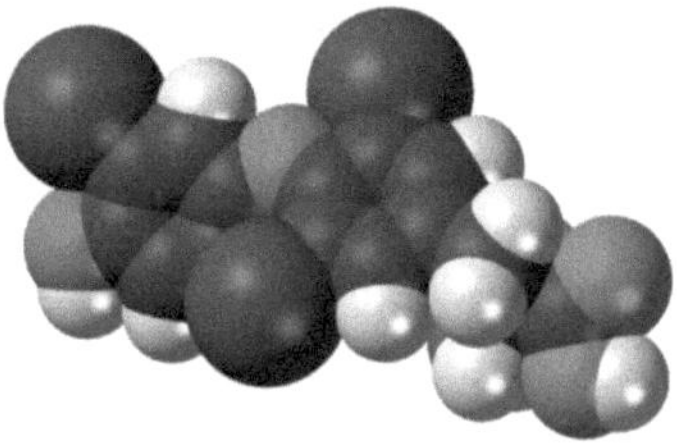

Triiodthyronin [i4]

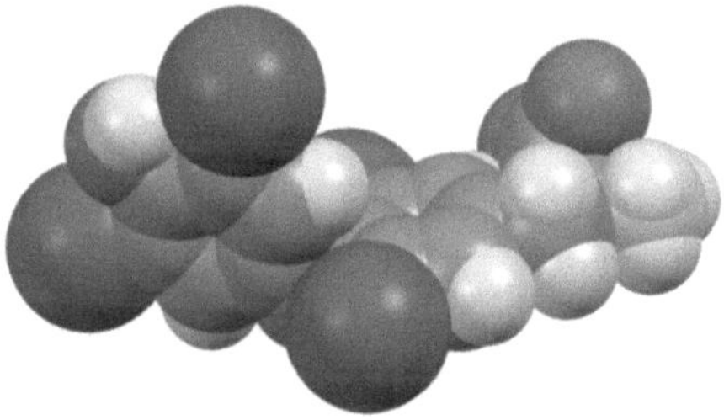

Thyroxin [i3]

Die Funktionsweise der Schilddrüse gleicht einem präzisen Uhrwerk: Das von der Hypophyse ausgeschüttete TSH (Thyroidea-stimulierendes Hormon) regt die Schilddrüse zur Hormonproduktion an [s17]. Dabei spielt Jod eine unverzichtbare Rolle - die Schilddrüse konzentriert 70-80% des körpereigenen Jods und benötigt täglich etwa 80 Mikrogramm für die Hormonsynthese [s18]. Ein faszinierender Aspekt ist die Fähigkeit der Schilddrüse, Jod gegen einen elektrochemischen Gradienten zu konzentrieren - ein energieaufwändiger Prozess, der ATP benötigt [s19]. Im täglichen Leben zeigt sich die Bedeutung einer ausgewogenen Schilddrüsenfunktion deutlich: Die Hormone beeinflussen praktisch jede kernhaltige Zelle und regulieren fundamentale Körperfunktionen wie Stoffwechsel, Körpertemperatur, Herzfrequenz und Energiehaushalt [s15]. Wer beispielsweise trotz ausgewogener Ernährung unter ständiger Müdigkeit und unerklärlicher Gewichtszunahme leidet, sollte an eine mögliche Schilddrüsenunterfunktion denken [s16]. Besonders interessant ist die Rolle des Selens für die Schilddrüsenfunktion. Dieses Spurenelement ist essentiell für die Umwandlung des inaktiven T4 in das aktive T3 und schützt die Schilddrüse durch antioxidative Mechanismen [s20]. Ein praktischer Tipp: Eine ausgewogene Ernährung mit selenreichen Lebensmitteln wie Paranüssen kann zur Unterstützung der Schilddrüsenfunktion beitragen. Die Regulation der Schilddrüsenhormone erfolgt über einen komplexen Feedback-Mechanismus: Hohe T3/T4-Spiegel reduzieren die TSH-Ausschüttung, während niedrige Spiegel sie erhöhen [s17]. Diese feine Balance ist besonders während der Schwangerschaft wichtig, wo der tägliche Jodbedarf auf 220 Mikrogramm steigt [s18]. Schwangeren wird daher empfohlen, ihren Jodstatus regelmäßig überprüfen zu lassen. Schilddrüsenhormone sind auch für die reproduktive Gesundheit von großer Bedeutung. Sie regulieren den Eisprung und die Spermienproduktion [s16]. Bei Kinderwunsch sollte daher die Schilddrüsenfunktion überprüft werden. Ebenso wichtig ist ihre Rolle bei der kindlichen Entwicklung: Sie fördern das Knochenwachstum und die Reifung des Nervensystems [s16]. Eine Störung der Schilddrüsenfunktion kann sich in vielfältiger Weise äußern. Bei einer Überfunktion klagen Betroffene häufig über Hitzeintoleranz und ungewollten Gewichtsverlust, während eine Unterfunktion sich durch Kälteempfindlichkeit und Gewichtszunahme bemerkbar macht [s16]. Ein praktischer Hinweis: Wer solche Symptome bei sich beobachtet, sollte dies mit seinem Arzt besprechen. Die Bedeutung einer ausreichenden Jodversorgung kann nicht genug betont werden. Ein chronischer Jodmangel kann zu einer dramatischen Reduktion des Schilddrüsenjodgehalts führen und eine Unterfunktion verursachen [s18]. In der Praxis lässt sich dies durch die Verwendung von jodiertem Speisesalz und den regelmäßigen Verzehr von Seefisch gut vermeiden.

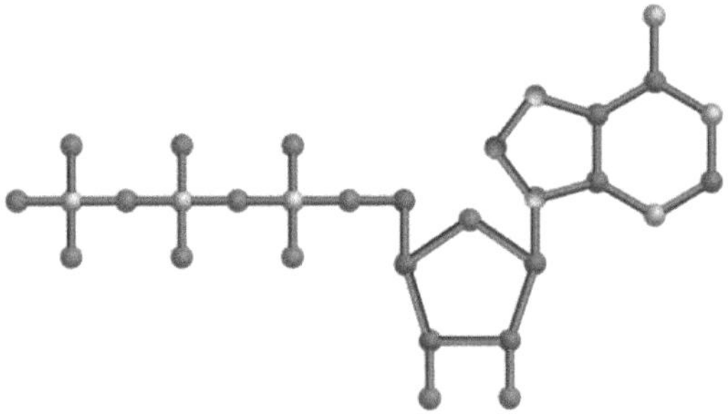

ATP [i5]

Glossar

ATP
Adenosintriphosphat ist der wichtigste Energieträger in lebenden Zellen und treibt energieverbrauchende Prozesse an

Thyroxin
Ein Schilddrüsenhormon, das aus zwei Tyrosinmolekülen und vier Jodatomen besteht und auch als T4 bezeichnet wird

Triiodthyronin
Ein Schilddrüsenhormon mit drei Jodatomen, das durch Abspaltung eines Jodatoms aus Thyroxin entsteht

TSH
Ein in der Hirnanhangsdrüse gebildetes Peptidhormon, das die Schilddrüse zur Hormonproduktion anregt

1. 3. 2. Hormonelle Regulation

Die hormonelle Regulation der Schilddrüse folgt einem komplexen Zusammenspiel verschiedener Hormone und Regelkreise. Im Zentrum steht die hypothalamisch-hypophysäre Achse, bei der Neuronen im Hypothalamus das Thyreotropin-Releasing-Hormon (TRH) freisetzen, welches wiederum die Ausschüttung von TSH in der Hypophyse stimuliert [s21]. Dieser fein abgestimmte Mechanismus reagiert äußerst sensibel auf Veränderungen der Schilddrüsenhormonwerte im Blut. Besonders interessant sind die vielfältigen Auswirkungen der Schilddrüsenhormone auf den Herzkreislauf: Sie steigern sowohl die Herzleistung als auch das Schlagvolumen und die Ruheherzfrequenz durch ihre positiv chronotropen und inotropen Effekte [s22]. Dies geschieht unter anderem durch eine Erhöhung der intrazellulären Calciumkonzentration im Herzmuskel, was zu einer verstärkten Kontraktionskraft führt. Menschen mit Schilddrüsenüberfunktion können daher häufig Herzrasen oder Rhythmusstörungen bemerken - ein wichtiges Warnsignal, das ärztlich abgeklärt werden sollte. Die Schilddrüsenhormone spielen auch eine zentrale Rolle bei der Energiebereitstellung: Sie erhöhen den Grundumsatz und die Wärmeproduktion durch Aktivierung spezieller mitochondrialer Entkopplungsproteine [s22]. Praktisch bedeutet dies, dass Menschen mit einer gut funktionierenden Schilddrüse in der Regel eine normale Körpertemperatur aufrechterhalten können und über ausreichend Energie verfügen. Während der Schwangerschaft kommt es zu bemerkenswerten Anpassungen der Schilddrüsenhormonregulation. Das Schwangerschaftshormon hCG führt im ersten Trimester zu niedrigeren TSH-Werten bei gleichzeitig erhöhten T3- und T4-Spiegeln [s23]. Für werdende Mütter ist es daher ratsam, regelmäßige Kontrollen der Schilddrüsenwerte durchführen zu lassen, einschließlich der Bestimmung von Schilddrüsenautoantikörpern. Besonders kritisch ist die ausreichende Jodversorgung während der Schwangerschaft. Die Schilddrüsenhormone sind in dieser Zeit essentiell für die Gehirnentwicklung des Fötus, da sie die Plazenta überqueren können [s24]. Ein Jodmangel in dieser sensiblen Phase kann zu schwerwiegenden und irreversiblen Entwicklungsstörungen führen - von leichten kognitiven Einschränkungen bis hin zum Kretinismus [s24]. Schwangeren wird daher empfohlen, ihre Jodaufnahme auf 220 Mikrogramm pro Tag zu erhöhen. Die Schilddrüsenhormone beeinflussen auch die Blutbildung positiv, indem sie die Produktion von Erythropoietin und Hämoglobin anregen [s22]. Dies verbessert die Sauerstoffversorgung aller Gewebe. Bei Müdigkeit und Erschöpfung sollte daher neben einem möglichen Eisenmangel auch die Schilddrüsenfunktion überprüft werden. Ein weiterer faszinierender Aspekt ist die Interaktion mit anderen Hormonsystemen: Schilddrüsenhormone stimulieren die Freisetzung von Wachstumshormon und hemmen gleichzeitig die Prolaktinproduktion [s22]. Dies verdeutlicht die zentrale Rolle der Schilddrüse im komplexen hormonellen Netzwerk unseres Körpers. Die moderne Diagnostik ermöglicht heute eine sehr präzise Überwachung der Schilddrüsenfunktion. Dabei gilt TSH als sensibelster Marker - Veränderungen der TSH-Werte können bereits erkannt werden, bevor sich die freien T4-Spiegel außerhalb des Normbereichs bewegen [s21]. Dies ermöglicht eine frühzeitige Intervention bei beginnenden Funktionsstörungen.

Glossar

chronotrop

Bezeichnet die Beeinflussung der Herzschlagfrequenz durch Hormone oder Medikamente. Ein positiv chronotroper Effekt erhöht die Herzfrequenz.

Erythropoietin

Ein Hormon, das die Bildung roter Blutkörperchen im Knochenmark anregt und damit die Sauerstoffversorgung im Körper verbessert.

inotrop

Beschreibt die Wirkung auf die Kontraktionskraft des Herzens. Ein positiv inotroper Effekt verstärkt die Herzmuskelkontraktion.

Kretinismus

Eine schwere Entwicklungsstörung, die durch extremen Jodmangel oder Schilddrüsenunterfunktion während der Schwangerschaft entstehen kann. Äußert sich in körperlichen und geistigen Beeinträchtigungen.

Thyreotropin-Releasing-Hormon

Ein Hormon, das im Gehirn gebildet wird und als Botenstoff die Produktion weiterer Hormone steuert. Es ist der erste Schritt in der Hormonsignalkette der Schilddrüse.

1. 3. 3. Immunsystem-Unterstützung

Die Wechselwirkungen zwischen Jod, Schilddrüse und dem Immunsystem sind komplex und vielschichtig. Eine gesunde Schilddrüsenfunktion ist fundamental für ein ausgewogenes Immunsystem, während gleichzeitig das Immunsystem selbst die Schilddrüsenfunktion beeinflussen kann [s25]. Diese bidirektionale Beziehung zeigt sich besonders deutlich bei Autoimmunerkrankungen der Schilddrüse, bei denen das körpereigene Immunsystem das Schilddrüsengewebe angreift.

Eine zentrale Rolle spielt dabei die Darmgesundheit: Die Darm-Mikrobiota beeinflusst sowohl das Immunsystem als auch die Schilddrüsenfunktion maßgeblich [s26]. Kurzkettige Fettsäuren (SCFAs), die von Darmbakterien produziert werden, haben dabei eine Schlüsselfunktion. Sie schaffen eine tolerogene Umgebung und modulieren das Immunsystem [s27]. Ein praktischer Ansatz zur Unterstützung dieser Prozesse ist der regelmäßige Verzehr fermentierter Lebensmittel wie Sauerkraut oder Kefir, die reich an probiotischen Bakterien sind. Besondere Aufmerksamkeit verdient die intestinale Barrierefunktion: Eine erhöhte Durchlässigkeit der Darmwand kann zu einer übermäßigen Aktivierung des Immunsystems führen [s26]. Um die Darmbarriere zu stärken, empfiehlt sich eine ballaststoffreiche Ernährung mit viel Gemüse und Vollkornprodukten. Auch der Verzicht auf übermäßigen Alkoholkonsum und die Reduktion von Stress können zur Verbesserung der Darmbarrierefunktion beitragen. Interessante Forschungsergebnisse zeigen, dass Lecithin-gebundenes Jod (LBI) immunmodulatorische Eigenschaften besitzt. In Studien konnte nachgewiesen werden, dass LBI die Produktion bestimmter Antikörper reduzieren und allergische Reaktionen abschwächen kann [s28]. Dies eröffnet neue therapeutische Perspektiven, insbesondere im Bereich der Allergologie. Bei Schwangeren mit Autoimmunerkrankungen der Schilddrüse wurde die Rolle von Selen untersucht. Während die Selen-Supplementierung keinen direkten Einfluss auf die Antikörperkonzentration zeigte, verbesserte sie die Schilddrüsenfunktion bei Frauen mit positiven Antikörpern [s29]. Schwangere mit Schilddrüsenerkrankungen sollten daher in Absprache mit ihrem Arzt eine ausreichende Selenversorgung sicherstellen, beispielsweise durch den gezielten Verzehr selenreicher Lebensmittel wie Paranüsse oder Fisch. Ein oft unterschätzter Aspekt ist der Zusammenhang zwischen Mikronährstoffmangel und

Autoimmunerkrankungen der Schilddrüse [s26]. Eine ausgewogene Versorgung mit Vitaminen und Mineralstoffen ist daher essentiell. Praktische Empfehlungen umfassen eine vielfältige, vollwertige Ernährung mit reichlich frischem Obst und Gemüse sowie hochwertigen Proteinquellen. Die Bedeutung einer gesunden Darm-Mikrobiota für das Immunsystem zeigt sich auch in der Produktion von SCFAs. Eine Dysbiose - also ein Ungleichgewicht der Darmflora - kann die SCFA-Produktion beeinträchtigen und damit den Krankheitsverlauf bei Autoimmunerkrankungen negativ beeinflussen [s27]. Um dies zu vermeiden, sollten präbiotische Lebensmittel wie Chicorée, Topinambur oder Artischocken regelmäßig auf dem Speiseplan stehen.

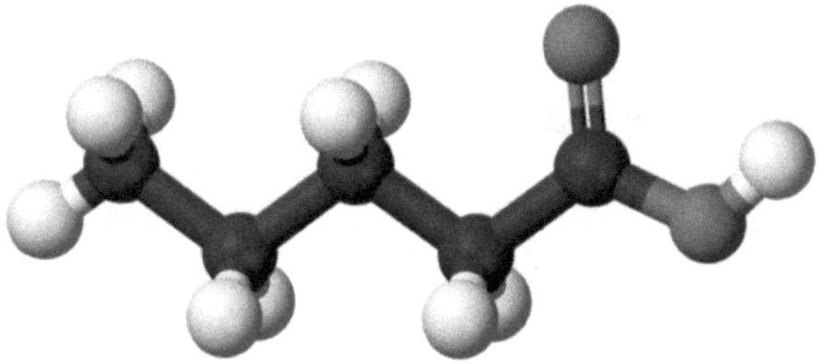

SCFAs [i6]

Glossar

Dysbiose
Störung des natürlichen Gleichgewichts der Bakteriengemeinschaft im Darm, kann zu verschiedenen gesundheitlichen Problemen führen

Lecithin
Natürlicher Emulgator aus der Gruppe der Phospholipide, der in Zellmembranen vorkommt und wichtig für den Fettstoffwechsel ist

Mikrobiota
Gesamtheit aller Mikroorganismen, die den menschlichen Körper besiedeln, hauptsächlich im Verdauungstrakt zu finden

SCFA
Short Chain Fatty Acids (Kurzkettige Fettsäuren) sind wichtige Stoffwechselprodukte von Darmbakterien, die als Energiequelle für Darmzellen dienen

tolerogen
Eigenschaft, die eine immunologische Toleranz fördert und überschießende Immunreaktionen verhindert

Zusammenfassung - 1. 3. Physiologische Bedeutung

- Die Schilddrüse konzentriert 70-80% des körpereigenen Jods und benötigt täglich etwa 80 Mikrogramm für die Hormonsynthese
- Die Schilddrüse kann Jod gegen einen elektrochemischen Gradienten konzentrieren - ein ATP-abhängiger Prozess
- 90% der Schilddrüsenhormone werden als inaktives T4 und 10% als aktives T3 gebildet
- Selen ist essentiell für die Umwandlung des inaktiven T4 in das aktives T3
- Der tägliche Jodbedarf steigt während der Schwangerschaft auf 220 Mikrogramm
- Schilddrüsenhormone erhöhen die intrazelluläre Calciumkonzentration im Herzmuskel für stärkere Kontraktionen
- Die Hormone aktivieren spezielle mitochondriale Entkopplungsproteine zur Wärmeproduktion
- Das Schwangerschaftshormon hCG führt im ersten Trimester zu niedrigeren TSH-Werten bei erhöhten T3/T4-Spiegeln
- Schilddrüsenhormone stimulieren die Erythropoietin- und Hämoglobinproduktion
- Kurzkettige Fettsäuren aus Darmbakterien schaffen eine tolerogene Umgebung für das Immunsystem
- Lecithin-gebundenes Jod besitzt nachweislich immunmodulatorische Eigenschaften
- Eine Dysbiose kann die SCFA-Produktion beeinträchtigen und Autoimmunerkrankungen negativ beeinflussen

Rückblick - 1. Grundlagen der Jodmedizin

- Jod existiert als homodiatomisches Molekül (I_2) mit einer charakteristischen Elektronenkonfiguration von 2-8-18-18-7.
- Die Kristallstruktur von festem Jod ist flächenzentriert kubisch und sublimiert zu violetten Dämpfen.
- In wässriger Lösung bildet Jod verschiedene Ionenspezies: $I_2(l) + H_2O(l) \rightarrow OI^-(aq) + 2H^+(aq) + I^-(aq)$.
- Hypervalentes Jod(III) erreicht als Katalysator Enantioselektivitäten von bis zu 94%.
- Die Schilddrüse konzentriert 70-80% des körpereigenen Jods gegen einen elektrochemischen Gradienten unter ATP-Verbrauch.
- Kurzkettige Fettsäuren aus der Darm-Mikrobiota modulieren das Immunsystem und beeinflussen die Schilddrüsenfunktion.
- Das Schwangerschaftshormon hCG führt im ersten Trimester zu niedrigeren TSH-Werten bei erhöhten T_3/T_4-Spiegeln.
- Lecithin-gebundenes Jod zeigt immunmodulatorische Eigenschaften und kann allergische Reaktionen abschwächen.
- Die Schilddrüsenhormone stimulieren die Freisetzung von Wachstumshormon und hemmen gleichzeitig die Prolaktinproduktion.
- Die verschiedenen Oxidationszustände von Jod (-1, +1, +3, +5 und +7) ermöglichen vielfältige chemische Reaktionen.
- Die quantisierten vibronischen Zustände des Jodmoleküls erzeugen charakteristische Absorptionslinien im UV-vis-Spektrum.
- Während diese grundlegenden Mechanismen faszinierend sind, zeigt sich die wahre Bedeutung von Jod erst in seinen vielfältigen therapeutischen Anwendungsmöglichkeiten...

2. Therapeutische Anwendungen

Die therapeutische Anwendung von Jod hat in den letzten Jahrzehnten bemerkenswerte Entwicklungen durchlaufen. Von der klassischen Wunddesinfektion bis hin zu hochspezialisierten Radiojodtherapien - wie lässt sich das volle Potenzial dieser vielseitigen Substanz optimal nutzen? Welche Rolle spielen dabei Faktoren wie Dosierung, Applikationsform und individuelle Patientenbedürfnisse? Die medizinische Forschung hat gezeigt, dass die Wirksamkeit von Jod stark von der gewählten Anwendungsform abhängt. Während einige Behandlungsmethoden seit Jahrhunderten etabliert sind, eröffnen moderne Technologien und neue Erkenntnisse zur Wirkungsweise stetig weitere Einsatzmöglichkeiten. Besonders die Entwicklung verbesserter Darreichungsformen und die Kombination mit anderen Wirkstoffen haben zu deutlichen Fortschritten in der Therapie geführt. Die Herausforderung besteht darin, für jeden Patienten und jede Indikation die optimale Behandlungsstrategie zu finden. Welche Faktoren müssen bei der Therapieplanung berücksichtigt werden? Wie lassen sich Nebenwirkungen minimieren bei gleichzeitiger Maximierung des therapeutischen Nutzens? Die folgenden Kapitel beleuchten die verschiedenen Aspekte der therapeutischen Jodanwendung - von bewährten Behandlungsprotokollen bis hin zu neuesten wissenschaftlichen Erkenntnissen. Ein besonderer Fokus liegt dabei auf der praktischen Umsetzung und den Besonderheiten der jeweiligen Anwendungsgebiete.

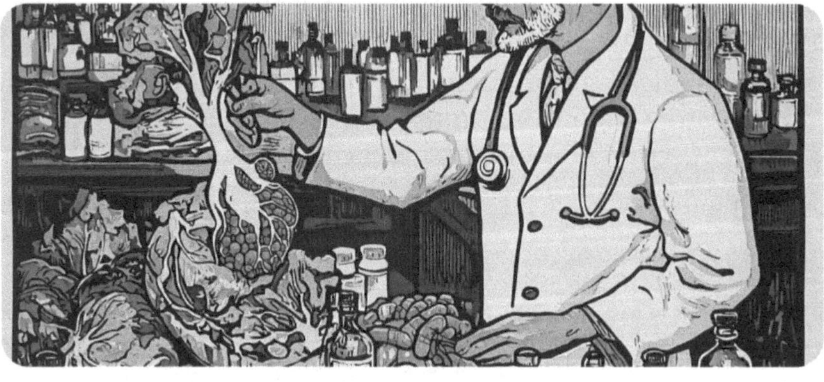

2. 1. Topische Behandlungsmethoden

Die topische Behandlung mit Jod gehört zu den ältesten und gleichzeitig modernsten Therapieformen in der Medizin. Doch wie lässt sich die jahrhundertealte Erfahrung mit aktuellen wissenschaftlichen Erkenntnissen optimal verbinden? Welche Rolle spielen dabei verschiedene Applikationsformen und Konzentrationen? Und wie kann die Wirksamkeit bei unterschiedlichen Hauterkrankungen und Wundarten maximiert werden? Von der einfachen Wunddesinfektion bis zur komplexen Behandlung chronischer Hauterkrankungen bietet die topische Jodtherapie ein breites Anwendungsspektrum. Die Wahl der richtigen Methode und Dosierung erfordert dabei fundiertes Wissen über Wirkmechanismen und potenzielle Risiken. Besonders die Entwicklung moderner Formulierungen wie Povidon-Jod hat das therapeutische Potenzial deutlich erweitert. Die folgenden Abschnitte beleuchten detailliert die verschiedenen Aspekte der topischen Jodanwendung - von bewährten Standardverfahren bis zu neuesten Forschungsergebnissen. Ein besonderer Fokus liegt dabei auf der praktischen Umsetzung wissenschaftlicher Erkenntnisse im klinischen Alltag.

„Bei der Behandlung von bakterieller Keratitis erfolgt die Applikation von antiseptischen Jodlösungen tropfenweise direkt auf das betroffene Auge, wobei die Medianzeit bis zur vermuteten Heilung etwa 7-12 Tage beträgt.“

2. 1. 1. Wunddesinfektion

Die Wunddesinfektion ist ein essentieller Bestandteil der modernen Wundversorgung, die seit über 150 Jahren praktiziert wird [s30]. Dabei hat sich die Verwendung von Antiseptika, insbesondere Jod-basierten Präparaten, als besonders effektiv erwiesen. Die korrekte Durchführung der Wunddesinfektion ist entscheidend für den Heilungserfolg, da Infektionen zu den häufigsten Komplikationen bei der Wundheilung gehören [s31]. Povidon-Iod (PVP-I) hat sich als eines der effektivsten Antiseptika etabliert, da es ein außergewöhnlich breites Wirkspektrum gegen Krankheitserreger aufweist. Es bekämpft erfolgreich sowohl gram-positive als auch gram-negative Bakterien, Pilze, Protozoen und Viren [s32]. Bei der praktischen Anwendung sollte beachtet werden, dass die Konzentration des Desinfektionsmittels bei Wunden niedriger sein sollte als bei intakter Haut, um mögliche Zellschäden zu minimieren [s33]. Besonders bei chronischen Wunden, wie beispielsweise dem Ulcus cruris bei Lymphödem-Patienten, spielt die sachgerechte Wunddesinfektion eine wichtige Rolle. In diesen Fällen können in etwa 35% der Fälle problematische Infektionen durch gramnegative Stäbchen und methicillinresistente Staphylococcus aureus nachgewiesen werden [s34]. Für die erfolgreiche Behandlung ist es wichtig, dass Patienten in der korrekten Wundpflege geschult werden, da die Heilung oft längere Zeit in Anspruch nimmt. Ein bedeutender Fortschritt in der Wunddesinfektion war die Entwicklung wasserlöslicher Jodprodukte, die molekulares Jod mit Polyvinylpyrrolidon kombinieren [s30]. Diese moderne Form zeigt sich besonders effektiv bei der Bekämpfung resistenter Mikroorganismen. Bei der praktischen Anwendung sollte folgendes beachtet werden: Nach dem Reinigen der Wunde sollte das Antiseptikum großzügig aufgetragen werden, wobei die vom Hersteller empfohlene Einwirkzeit strikt einzuhalten ist. Aktuelle Forschungsergebnisse zeigen, dass Povidon-Jod nicht nur desinfizierend wirkt, sondern auch aktiv die Wundheilung unterstützt. Dies geschieht durch die Förderung der Expression von Wachstumsfaktoren wie TGF-β, die Unterstützung der Neovaskularisation und die Förderung der Re-Epithelialisierung [s35]. In der Praxis hat sich gezeigt, dass bereits eine 0,5%ige Povidon-Jod-Lösung die Wundheilung deutlich verbessern kann, selbst wenn keine offensichtliche Infektion vorliegt. Interessanterweise zeigen Studien, dass bei mit PVP-I behandelten Wunden etwa 28,6% innerhalb von sechs Monaten vollständig abheilen, während weitere 45,2%

eine deutliche Größenreduktion aufweisen [s32]. Bei der Anwendung sollte jedoch beachtet werden, dass das Antiseptikum möglicherweise zytotoxische Effekte auf menschliche Fibroblasten haben kann, weshalb eine sorgfältige Abwägung der Behandlungsdauer notwendig ist. Für die praktische Durchführung der Wunddesinfektion empfiehlt sich folgendes Vorgehen: Zunächst sollte die Wunde vorsichtig mit steriler Kochsalzlösung gereinigt werden. Bei Wunden ohne Infektionszeichen kann diese Reinigung ausreichend sein [s33]. Bei Verdacht auf oder nachgewiesener Infektion sollte das gewählte Antiseptikum entsprechend der Herstellerangaben angewendet werden, wobei auf eine gleichmäßige Benetzung der gesamten Wundfläche zu achten ist. Die Wahl des geeigneten Antiseptikums sollte individuell erfolgen und verschiedene Faktoren berücksichtigen, wie das antimikrobielle Spektrum, die Wirksamkeit, mögliche zytotoxische Effekte und die Verträglichkeit [s36]. Dabei gibt es keine allgemeingültige "beste" Lösung - die Entscheidung muss auf Basis der verfügbaren Evidenz und der spezifischen klinischen Situation getroffen werden [s30].

Glossar

Neovaskularisation

Die Bildung neuer Blutgefäße im Gewebe, ein wichtiger Prozess bei der Wundheilung. Dieser Vorgang wird auch Angiogenese genannt und versorgt das heilende Gewebe mit Sauerstoff und Nährstoffen.

Povidon-Iod

Ein Komplex aus Jod und dem Polymer Polyvinylpyrrolidon, der als Desinfektionsmittel verwendet wird. Im Vergleich zu reinem Jod ist es besser wasserlöslich und weniger hautreizend.

Re-Epithelialisierung

Der Prozess der Neubildung der obersten Hautschicht, bei dem sich Hautzellen vom Wundrand her über die Wundfläche schieben und eine neue schützende Hautbarriere bilden.

Ulcus cruris

Ein chronisches Unterschenkelgeschwür, das meist durch Durchblutungsstörungen entsteht und häufig bei älteren Menschen auftritt. Die Heilung kann mehrere Monate dauern.

2. 1. 2. Hauterkrankungen

Hauterkrankungen stellen ein breites Spektrum medizinischer Herausforderungen dar, die einer differenzierten und oft individualisierten Behandlung bedürfen. Die topische Therapie spielt dabei eine zentrale Rolle, da die Haut als größtes Organ des Menschen direkt für Medikamente zugänglich ist [s37]. Bei der Behandlung von Hauterkrankungen ist die Wahl der richtigen Darreichungsform entscheidend. Je nach Lokalisation und Art der Erkrankung kommen verschiedene Formulierungen zum Einsatz: Cremes eignen sich besonders für akute, nässende Läsionen, während Salben bei chronischen, trockenen Hautveränderungen bevorzugt werden. Gele finden vor allem im behaarten Kopfbereich Anwendung, und Lotionen sind ideal für großflächige Behandlungen [s37]. Bei der praktischen Anwendung sollte beachtet werden, dass Salben beispielsweise abends aufgetragen werden sollten, da sie einen okklusiven Film bilden und nachts besser einwirken können. Eine häufige Hauterkrankung, besonders bei Kindern, ist Molluscum contagiosum (MC). Diese virale Infektion manifestiert sich durch charakteristische, hautfarbene, kuppelförmige Papeln. Neben kosmetischen Beeinträchtigungen können die Läsionen von Symptomen wie Juckreiz und Rötung begleitet sein [s38]. In der Praxis hat sich gezeigt, dass eine frühzeitige Behandlung wichtig ist, um eine Ausbreitung zu verhindern. Betroffene sollten darauf achten, keine Handtücher oder Kleidung mit anderen zu teilen und die Läsionen nicht aufzukratzen.

Bei der Behandlung von Verruca vulgaris (gewöhnliche Warzen) stehen verschiedene Therapieoptionen zur Verfügung. Die Herausforderung liegt oft in der Therapieresistenz dieser viralen Hautveränderungen [s39]. In der klinischen Praxis hat sich ein stufenweises Vorgehen bewährt: Zunächst werden meist lokale destruktive Methoden angewandt, bei Therapieresistenz können immunmodulatorische Therapien zum Einsatz kommen. Topische Glukokortikoide nehmen einen besonderen Stellenwert in der Behandlung verschiedener Hauterkrankungen ein. Sie wirken sowohl entzündungshemmend als auch juckreizstillend und sind besonders bei lokalisierten Läsionen effektiv [s37]. Bei der Anwendung ist jedoch Vorsicht geboten: Eine zeitliche Begrenzung der Behandlung ist wichtig, um unerwünschte Nebenwirkungen wie Hautatrophie zu vermeiden. Für Patienten mit schweren Hautmanifestationen können operative Eingriffe notwendig werden, etwa zur Entfernung von subkutanen Knoten oder zur Behandlung von Muskelkontrakturen [s40]. Moderne Therapieansätze wie Lasertherapie und photodynamische Therapie erweitern das Behandlungsspektrum und bieten neue Möglichkeiten, besonders bei therapieresistenten Fällen. Immunmodulatoren haben sich als wichtige Alternative zu Kortikosteroiden etabliert, insbesondere bei der Behandlung der atopischen Dermatitis [s37]. In der praktischen Anwendung sollten diese Präparate zunächst an einer kleinen Hautfläche getestet werden, um die individuelle Verträglichkeit zu überprüfen. Bei seborrhoischen Erkrankungen haben sich spezielle Shampoos mit keratomodulierenden und antiseborrhoischen Wirkstoffen bewährt [s37]. Für optimale Behandlungsergebnisse sollte das Shampoo einige Minuten einwirken, bevor es ausgespült wird. Eine regelmäßige Anwendung ist dabei wichtig für den Therapieerfolg. Ein interessanter Aspekt ist die Möglichkeit der Spontanremission bei einigen Hauterkrankungen [s41]. Dies sollte bei der Therapieplanung berücksichtigt werden, besonders wenn aggressive Behandlungsmethoden in Erwägung gezogen werden. Die Entscheidung für oder gegen eine aktive Therapie sollte immer individuell unter Berücksichtigung des Leidensdrucks des Patienten getroffen werden.

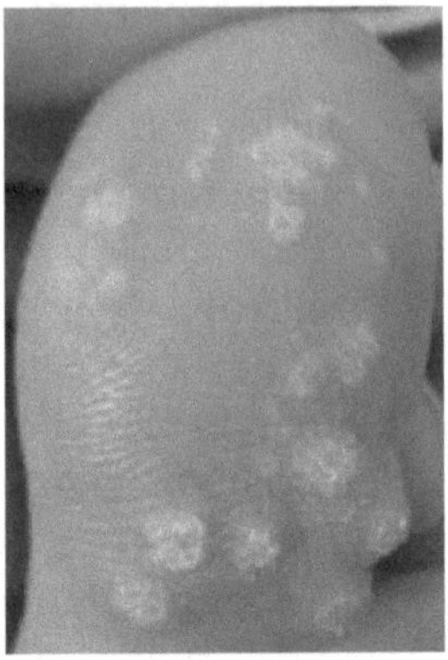

Verruca vulgaris [i7]

Glossar

Glukokortikoide
Hormone und deren synthetische Nachbildungen, die dem körpereigenen Cortisol ähneln und stark entzündungshemmend wirken

Hautatrophie
Eine krankhafte Verdünnung der Haut, bei der sich das Hautgewebe zurückbildet und dadurch verletzlicher wird

Immunmodulator
Substanzen, die gezielt in das Immunsystem eingreifen und dessen Aktivität verstärken oder abschwächen können

Molluscum contagiosum
Eine durch das Pockenvirus verursachte Hautinfektion, die besonders häufig in warmen und feuchten Umgebungen wie Schwimmbädern übertragen wird

Spontanremission
Das selbstständige Zurückgehen oder Verschwinden einer Erkrankung ohne medizinische Behandlung

Verruca vulgaris
Eine durch humane Papillomviren ausgelöste gutartige Hautwucherung, die besonders häufig an Händen und Füßen auftritt

2. 1. 3. Applikationstechniken

Die Applikationstechniken für medizinische Jodpräparate sind vielfältig und müssen je nach Anwendungsgebiet und gewünschter Wirkung sorgfältig ausgewählt werden. Bei der praktischen Durchführung ist besonders auf die korrekte Technik und Dosierung zu achten, um optimale Behandlungsergebnisse zu erzielen [s42]. Bei der Behandlung von bakterieller Keratitis hat sich die präzise Applikation von antiseptischen Jodlösungen als effektive Methode erwiesen. Die Anwendung erfolgt dabei tropfenweise direkt auf das betroffene Auge, wobei die Medianzeit bis zur vermuteten Heilung etwa 7-12 Tage beträgt. Wichtig ist hierbei die regelmäßige und gleichmäßige Applikation, um konstante Wirkstoffspiegel zu gewährleisten [s42]. In der Praxis sollten Patienten darauf achten, nach dem Einbringen der Tropfen die Augen für etwa 2-3 Minuten geschlossen zu halten, um eine optimale Verteilung und Absorption zu ermöglichen. Für die Behandlung von Ohrinfektionen hat sich die Verwendung von Jod-Tinkturen bewährt. Diese werden nach gründlicher Reinigung des äußeren Gehörgangs appliziert, wobei typischerweise 10 ml der Lösung pro Behandlung verwendet werden [s43]. Bei der Anwendung sollte der Patient den Kopf zur Seite neigen und die Lösung vorsichtig in den Gehörgang eingebracht werden. Nach der Applikation sollte die Position für etwa 5 Minuten beibehalten werden, um eine ausreichende Kontaktzeit zu gewährleisten. Besonders bei der lokalen Behandlung ist die präzise Applikationstechnik von entscheidender Bedeutung. Ähnlich wie bei der stereotaktischen Implantationstechnik, die eine fokussierte Wirkstoffabgabe ermöglicht [s44], sollte auch bei der Jodapplikation auf eine gezielte und kontrollierte Anwendung geachtet werden. Dies ist besonders wichtig bei der Behandlung empfindlicher Körperregionen oder wenn eine starke lokale Wirkung bei minimaler systemischer Belastung erreicht werden soll. Die Wahl der Applikationsform - ob Lösung, Salbe, Gel oder Spray - richtet sich nach dem Behandlungsareal und der gewünschten Wirkdauer. Bei großflächigen Hautarealen haben sich Sprays oder Lösungen bewährt, da sie eine gleichmäßige Verteilung ermöglichen. Für kleine, gut abgrenzbare Bereiche eignen sich dagegen eher Salben oder Gele, die eine längere Kontaktzeit gewährleisten. Ein wichtiger Aspekt bei der Applikation ist die Beachtung der Einwirkzeit. Je nach Präparat und Anwendungsgebiet kann diese zwischen wenigen Minuten und mehreren Stunden variieren. In der praktischen Anwendung hat sich bewährt, die behandelten Areale nach der Applikation wenn möglich unbedeckt zu lassen, um eine optimale Wirkstoffaufnahme zu ermöglichen. Bei der Anwendung von Jodpräparaten in Körperhöhlen oder auf Schleimhäuten ist besondere Vorsicht geboten. Hier sollten verdünnte Lösungen verwendet und die Kontaktzeit genau eingehalten werden. Die Applikation sollte vorzugsweise mit sterilen Hilfsmitteln wie Watteträgern oder speziellen Applikatoren erfolgen, um eine zusätzliche Kontamination zu vermeiden. Für die häusliche Anwendung sollten Patienten in der korrekten Applikationstechnik geschult werden. Dabei ist besonders auf die Hygiene bei der Anwendung, die richtige Dosierung und die Vermeidung von Kreuzkontaminationen zu achten. Eine schriftliche Anleitung mit bildlicher Darstellung der einzelnen Applikationsschritte kann die Therapietreue und den Behandlungserfolg deutlich verbessern.

Glossar

Keratitis

Eine Entzündung der Hornhaut des Auges, die zu Sehstörungen führen kann und durch verschiedene Ursachen wie Bakterien, Viren oder Verletzungen ausgelöst werden kann.

stereotaktisch

Ein präzises medizinisches Verfahren, bei dem durch dreidimensionale Koordinaten eine exakte räumliche Orientierung im Körper ermöglicht wird.

2. 1. 4. Antiseptische Anwendung

Die antiseptische Anwendung von Jod hat sich in verschiedenen medizinischen Bereichen als äußerst effektiv erwiesen. Besonders in der präoperativen Vorbereitung spielt die topische Anwendung eine zentrale Rolle, da sie nachweislich zu einer signifikanten Reduktion postoperativer Infektionen führt [s45]. Die Wirksamkeit basiert dabei auf dem breiten antimikrobiellen Spektrum und der Fähigkeit, auch gegen multiresistente Erreger effektiv zu sein [s46]. In der klinischen Praxis werden verschiedene Formulierungen eingesetzt, wobei PVP-I-Lösungen mit Konzentrationen von 7,5-10% am häufigsten Verwendung finden. Diese sind in unterschiedlichen Darreichungsformen wie chirurgischen Scrubs, Salben und Mundspülungen erhältlich [s47]. Bei der Anwendung als Mundspülung hat sich gezeigt, dass regelmäßiges Gurgeln die Bakterienlast im Rachenraum deutlich reduzieren und damit das Risiko nosokomialer Infektionen senken kann. In der Praxis sollte die Lösung dabei mindestens 30 Sekunden im Mund behalten und bewegt werden, um eine optimale Wirkung zu erzielen. Interessante Vergleichsstudien zur Hautantiseptik bei abdominalen Hysterektomien zeigen, dass Chlorhexidin-Alkohol-basierte Lösungen in einigen Fällen vorteilhaft sein können. Die Infektionsraten lagen bei 2,6% für Chlorhexidin-Alkohol gegenüber 3,6% für Povidon-Iod [s48]. Diese Erkenntnisse unterstreichen die Wichtigkeit einer evidenzbasierten Auswahl des Antiseptikums je nach Anwendungsgebiet. Ein vielversprechender Entwicklungsbereich ist die Integration von Jod in medizinische Materialien. Durch die Entwicklung von biozid aktiven Polyamid- und Polyurethan-Iod-Komplexen können antimikrobielle Eigenschaften direkt in medizinische Geräte eingebracht werden [s49]. Diese Innovation ermöglicht eine langanhaltende antiseptische Wirkung, was besonders bei Implantaten oder längerfristig verwendeten medizinischen Geräten von Bedeutung ist. Bei der Behandlung von oberflächlichen Hautabszessen zeigt sich die antiseptische Anwendung als sinnvolle Ergänzung zur chirurgischen Intervention. In der praktischen Durchführung sollte das Antiseptikum täglich auf die Wunde und das umgebende Gewebe aufgetragen werden, wobei auf regelmäßige Verbandwechsel zu achten ist [s50]. Dabei ist es wichtig, Patienten darauf hinzuweisen, dass lokale Hautreizungen auftreten können, diese aber meist vorübergehender Natur sind. Die Anwendung von PVP-I hat sich besonders bei der Bekämpfung von robusten Biofilmen bewährt, wo es eine überlegene Wirksamkeit im

Vergleich zu anderen topischen Antimykotika zeigt [s46]. In der klinischen Praxis sollte vor der Applikation eine gründliche Reinigung der zu behandelnden Stelle erfolgen, um die Wirksamkeit zu optimieren. Die Einwirkzeit sollte dabei je nach Indikation zwischen 2-10 Minuten betragen. Ein wichtiger praktischer Aspekt ist die korrekte Lagerung und Handhabung der Präparate. Jodhaltige Antiseptika sollten kühl und lichtgeschützt aufbewahrt werden, um ihre Wirksamkeit zu erhalten. Bei der Anwendung ist auf steriles Arbeiten zu achten, um Kreuzkontaminationen zu vermeiden. Die Dokumentation der Anwendung, insbesondere im klinischen Umfeld, ist wichtig für die Nachverfolgbarkeit und Qualitätssicherung der Behandlung.

Glossar

Antimykotikum
Medizinische Wirkstoffe zur Behandlung von Pilzinfektionen, die das Wachstum von Pilzen hemmen oder diese abtöten

Biofilm
Eine Ansammlung von Mikroorganismen, die sich an Oberflächen anheften und eine schützende Schleimschicht bilden, wodurch sie schwerer zu bekämpfen sind

nosokomial
Bezeichnet Infektionen, die während eines Krankenhausaufenthalts entstehen und zum Zeitpunkt der Aufnahme noch nicht vorhanden waren

Povidon-Iod
Eine chemische Verbindung aus Polyvinylpyrrolidon und Jod, die als wasserlösliches Antiseptikum dient und eine kontrollierte Freisetzung von Jod ermöglicht

2. 1. 5. Wundbehandlung mit Jod

Die Wundbehandlung mit Jod erfordert ein differenziertes Vorgehen, das sich nach Art und Zustand der Wunde richtet. Besonders Povidon-Jod hat sich dabei als vielseitiges Therapeutikum etabliert. Die gebräuchlichste Form ist eine 10%ige Lösung, die 1% verfügbares Jod enthält [s51]. Für die praktische Anwendung stehen verschiedene Darreichungsformen zur Verfügung, darunter chirurgische Seifen und Hautreiniger mit Detergenzienbasis, die 0,75% verfügbares Jod enthalten [s51]. Bei der Behandlung von kleinen Schnitten, Wunden und Abschürfungen erfolgt die Anwendung in der Regel einmalig. Dabei muss vor der ersten Applikation sorgfältig auf mögliche Allergien oder Kontraindikationen geachtet werden. Eine großflächige Anwendung sollte vermieden werden [s52]. In der Praxis empfiehlt es sich, die Wunde zunächst vorsichtig mit steriler Kochsalzlösung zu reinigen und anschließend das Antiseptikum gezielt aufzutragen. Interessante Forschungsergebnisse zeigen, dass Povidon-Jod in einer niedrigeren Konzentration von 0,5% effektiv zur Reduktion von Stauungen, Ödemen und Schmerzen bei Druckgeschwüren eingesetzt werden kann [s53]. Diese Erkenntnis ist besonders relevant für die Behandlung chronischer Wunden, wo eine schonende aber wirksame Therapie erforderlich ist.

Die molekularen Mechanismen der Wundheilung unter Jodeinfluss sind bemerkenswert: Die Behandlung mit Povidon-Jod führt zu einer Reduktion von Entzündungsmarkern, insbesondere Interleukin 6, was eine Abschwächung der akuten Entzündungsreaktion bewirkt [s54]. Der Wachstumsfaktor TGF-β spielt dabei eine zentrale Rolle - seine Hemmung verhindert die positiven Effekte der Povidon-Jod-Behandlung auf die Wundheilung [s54]. Bei der praktischen Durchführung der Wundbehandlung sollten Patienten auf mögliche Nebenwirkungen wie Hautrötungen, Reizungen, Schmerzen, Schwellungen oder Überempfindlichkeitsreaktionen achten. Beim Auftreten solcher Reaktionen ist die Behandlung abzubrechen [s52]. Um

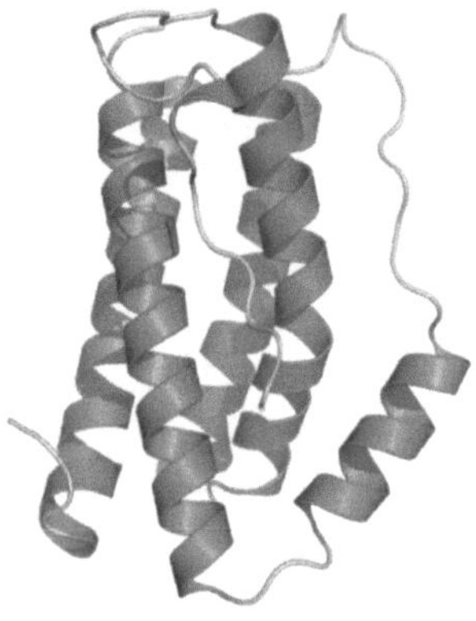

Interleukin 6 [i8]

Komplikationen zu vermeiden, sollte die Wunde regelmäßig kontrolliert und der Heilungsverlauf dokumentiert werden. Die Wahl der optimalen Wundbehandlung basiert grundsätzlich auf zwei wesentlichen Kriterien: der Sicherheit und der Wirksamkeit der Behandlung [s51]. Die Effektivität von Povidon-Jod lässt sich dabei sowohl in vitro durch seine antimikrobielle Wirkung als auch in vivo durch die Reduktion von Infektionsraten nachweisen [s51]. Besonders bei der Behandlung chronischer Wunden ist jedoch zu beachten, dass viele Studienergebnisse aus Tiermodellen stammen, deren direkte Übertragbarkeit auf den Menschen kritisch hinterfragt werden muss [s51]. Ein innovativer Ansatz in der Wundbehandlung ist die Kombination verschiedener Therapieformen. So zeigt beispielsweise die Verwendung von Lavendelöl aufgrund seiner antibakteriellen, entzündungshemmenden und schmerzlindernden Eigenschaften vielversprechende Ergebnisse, besonders bei chronisch infizierten Wunden [s55]. Auch die transkutane elektrische Nervenstimulation (TENS) kann die Wundheilung durch Stimulation von Wachstumsfaktoren wie PDGF-A und EGF beschleunigen [s55].

Glossar

EGF

Ein Wachstumsfaktor, der die Vermehrung von Hautzellen anregt und dadurch die Wundheilung beschleunigt.

PDGF-A

Ein Protein, das das Wachstum und die Teilung verschiedener Zelltypen stimuliert und besonders wichtig für die Bildung neuer Blutgefäße ist.

Povidon-Jod

Eine chemische Verbindung aus Jod und dem Polymer Polyvinylpyrrolidon, die als Desinfektionsmittel verwendet wird und den Vorteil hat, dass das Jod langsam und kontrolliert freigesetzt wird.

TGF-β

Ein Wachstumsfaktor, der die Zellteilung und Differenzierung reguliert und eine wichtige Rolle bei der Narbenbildung spielt.

Zusammenfassung - 2. 1. Topische Behandlungsmethoden

- Povidon-Iod bekämpft erfolgreich sowohl gram-positive als auch gram-negative Bakterien, Pilze, Protozoen und Viren
- Bei chronischen Wunden treten in 35% der Fälle Infektionen durch gramnegative Stäbchen und methicillinresistente Staphylococcus aureus auf
- Povidon-Jod fördert aktiv die Expression von Wachstumsfaktoren wie TGF-β und unterstützt die Neovaskularisation
- 28,6% der mit PVP-I behandelten Wunden heilen innerhalb von sechs Monaten vollständig ab
- Die Medianzeit bis zur vermuteten Heilung bei bakterieller Keratitis beträgt 7-12 Tage
- Bei Ohrinfektionen werden typischerweise 10 ml Jod-Tinktur pro Behandlung verwendet
- PVP-I zeigt überlegene Wirksamkeit bei der Bekämpfung von Biofilmen im Vergleich zu anderen Antimykotika
- Eine 0,5%ige Povidon-Jod-Lösung reduziert effektiv Stauungen, Ödeme und Schmerzen bei Druckgeschwüren
- Die Behandlung mit Povidon-Jod führt zu einer spezifischen Reduktion des Entzündungsmarkers Interleukin 6
- Die Kombination mit Lavendelöl zeigt vielversprechende Ergebnisse bei chronisch infizierten Wunden

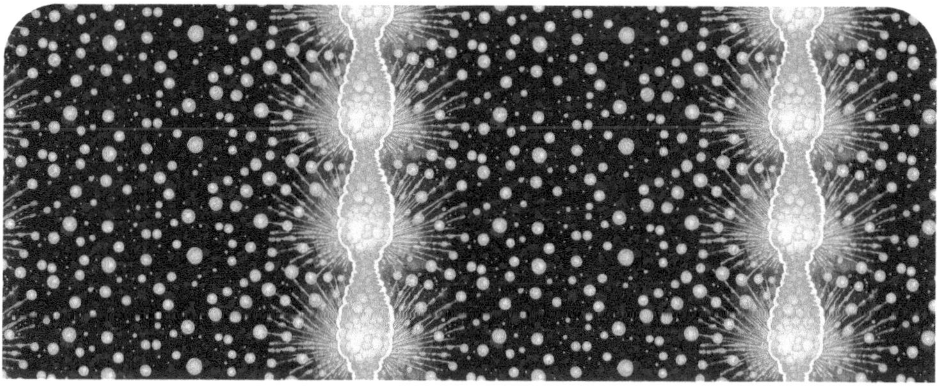

2. 2. Systemische Therapien

Die systemische Therapie mit Jod stellt einen komplexen und vielseitigen Behandlungsansatz dar, der sowohl in der Nuklearmedizin als auch bei verschiedenen Schilddrüsenerkrankungen zum Einsatz kommt. Doch wie lässt sich die optimale Dosierung für jeden einzelnen Patienten bestimmen? Welche Rolle spielen dabei individuelle Faktoren wie Alter, Gewicht oder der Schweregrad der Erkrankung? Die Entwicklung moderner Therapieformen und innovativer Wirkstoffkombinationen eröffnet neue Möglichkeiten in der Behandlung - von der klassischen Radiojodtherapie bis hin zu kombinierten Ansätzen mit Multi-Kinase-Inhibitoren. Dabei stellt sich die Frage, wie diese verschiedenen Therapieoptionen optimal aufeinander abgestimmt werden können. Die folgenden Abschnitte beleuchten die wissenschaftlichen Grundlagen und praktischen Aspekte systemischer Jodtherapien und zeigen auf, wie präzise Dosierungsrichtlinien und innovative Behandlungskonzepte zu besseren Therapieergebnissen führen können.

„Die Radioimmunochemotherapie, bei der radioaktiv markierte Antikörper mit zeitversetzter Chemotherapie kombiniert werden, erreicht Heilungsraten von 85% mit Knochenmarksunterstützung."

2. 2. 1. Dosierungsrichtlinien

Die Dosierung von radioaktivem Jod in der Therapie von Schilddrüsenerkrankungen erfordert eine sorgfältige und individualisierte Planung, um optimale Behandlungsergebnisse zu erzielen [s56]. Die Berechnung der korrekten Dosis basiert dabei auf mehreren wichtigen Faktoren, die für jeden Patienten spezifisch ermittelt werden müssen. Für die Behandlung der Hyperthyreose wird eine Dosierung zwischen 2,96 und 7,4 MBq pro Gramm Schilddrüsengewebe empfohlen [s57]. Die genaue Menge wird dabei anhand der Schilddrüsengröße und der Ergebnisse eines 24-Stunden-Radiojodin-Uptake-Tests bestimmt. In der praktischen Anwendung hat sich eine Berechnungsformel bewährt: Aktivität (mCi) = 0,2 mCi pro Gramm Schilddrüsengewebe × Ziel-Schilddrüsengewebe-Masse / RAIU [s58]. Mit dieser Methode wurde bei einer Studie eine beeindruckende Erfolgsquote von 93,3% nach einmaliger Behandlung erreicht [s58]. Die Wahl zwischen verschiedenen Dosierungsprotokollen hat signifikante Auswirkungen auf den Behandlungserfolg. Studien zeigen, dass die berechnete Radiojodtherapie bei Patienten mit toxischer Knotenstruma (TNG) der Methode mit fester Dosis überlegen ist [s59]. Konkret führte die berechnete Methode zu einer um 9,6% höheren Heilungsrate, während die Rate der permanenten Hypothyreose nur minimal um 0,3% höher lag [s59]. Vor der Behandlung sind wichtige Vorbereitungsmaßnahmen zu treffen. Patienten, die Antithyroid-Medikamente einnehmen, müssen diese mindestens drei Tage, idealerweise fünf bis sieben Tage vor der Therapie absetzen [s60]. Bei Frauen im gebärfähigen Alter ist ein Schwangerschaftstest innerhalb von 24 Stunden vor der Behandlung obligatorisch [s60]. Für die postoperative Ablation von Schilddrüsenrestgewebe werden höhere Aktivitäten von 2,75 bis 5,5 GBq empfohlen [s57]. Bei der Behandlung von vermutetem Schilddrüsenkrebs in Hals- oder mediastinalen Lymphknoten steigt die empfohlene Aktivität auf 5,55 bis 7,4 GBq [s57]. Für Fernmetastasen können sogar Aktivitäten über 7,4 GBq erforderlich sein, wobei hier die Strahlendosis für das Knochenmark der limitierende Faktor ist [s57]. Nach der Behandlung sind bestimmte Verhaltensregeln zu beachten. Die Patienten sollten ausreichend Flüssigkeit zu sich nehmen und häufig urinieren, um die Strahlenexposition der Blase und der Speicheldrüsen zu minimieren [s57]. Die maximale therapeutische Wirkung entwickelt sich über einen Zeitraum von drei bis sechs Monaten [s60]. Während dieser Zeit und bis zu einem

Jahr nach der Behandlung sollte eine Schwangerschaft vermieden werden [s60]. Ein interessanter Aspekt der Therapieoptimierung ist die mögliche Verwendung von Lithium, das die biologische Halbwertszeit von radioaktivem Jod verlängern kann. Dies kann besonders bei Patienten mit schnellem Jodumsatz von Nutzen sein [s57]. Die Dosimetrie spielt eine zentrale Rolle bei der Therapieplanung und kann sowohl prätherapeutisch zur Bestimmung der erforderlichen Aktivität als auch posttherapeutisch zur Evaluierung der absorbierten Energiedosis eingesetzt werden [s56]. Dabei ist es essentiell, die Dosis für nicht betroffene Gewebe so niedrig wie möglich zu halten, während gleichzeitig die therapeutische Wirkung im Zielgewebe sichergestellt wird [s56]. Die Verwendung von festen Aktivitäten ohne Berücksichtigung der individuellen Gewebemasse und Jodkinetik wird nicht empfohlen, da dies zu ungenauen Dosierungen führen kann [s56]. Dies unterstreicht die Bedeutung eines individualisierten Therapieansatzes für jeden Patienten.

Glossar

Dosimetrie
Wissenschaft der Messung und Berechnung von Strahlendosen, wichtig für die Planung und Überwachung von Strahlentherapien.

Hyperthyreose
Eine Überfunktion der Schilddrüse, bei der zu viele Schilddrüsenhormone produziert werden, was zu erhöhtem Stoffwechsel und verschiedenen körperlichen Symptomen führt.

Mediastinal
Bezieht sich auf den Bereich zwischen den beiden Lungenflügeln im Brustkorb, der wichtige Organe und Strukturen enthält.

Radiojodtherapie
Eine nuklearmedizinische Behandlungsmethode, bei der radioaktives Jod zur gezielten Behandlung von Schilddrüsenerkrankungen eingesetzt wird.

2. 2. 2. Therapieformen

Bei der Behandlung von Schilddrüsenerkrankungen stehen verschiedene Therapieformen zur Verfügung, die je nach individueller Situation des Patienten ausgewählt werden. Die Wahl der optimalen Behandlungsstrategie basiert dabei auf mehreren Faktoren wie Alter, Schweregrad der Erkrankung und begleitenden Gesundheitszuständen [s61]. Die medikamentöse Therapie mit Antithyroid-Medikamenten stellt besonders bei jugendlichen Patienten die primäre Behandlungsoption dar. Diese Medikamente werden typischerweise über einen längeren Zeitraum eingenommen, wobei die Dosis schrittweise angepasst wird. Ein praktisches Beispiel: Ein 15-jähriger Patient beginnt möglicherweise mit einer höheren Dosis, die dann über 12-18 Monate allmählich reduziert wird, bis die optimale Erhaltungsdosis gefunden ist [s61]. Begleitend zur medikamentösen Behandlung haben sich verschiedene unterstützende Therapieformen als wirksam erwiesen. Moderate aerobe Übungen spielen dabei eine wichtige Rolle - sie können nicht nur die allgemeine Gesundheit verbessern, sondern auch spezifische Symptome lindern [s62]. Ein konkretes Übungsprogramm könnte beispielsweise aus drei 30-minütigen Einheiten pro Woche bestehen, bei denen Aktivitäten wie zügiges Gehen, Schwimmen oder Radfahren durchgeführt werden.

Yoga hat sich als besonders wertvolle ergänzende Therapieform etabliert [s62]. Die Kombination aus körperlichen Übungen, Atemtechniken und Meditation kann dabei helfen, stressbedingte Symptome zu reduzieren und das allgemeine Wohlbefinden zu steigern. In der Praxis empfiehlt sich der Beginn mit einfachen Yoga-Übungen unter professioneller Anleitung, die dann schrittweise erweitert werden können.

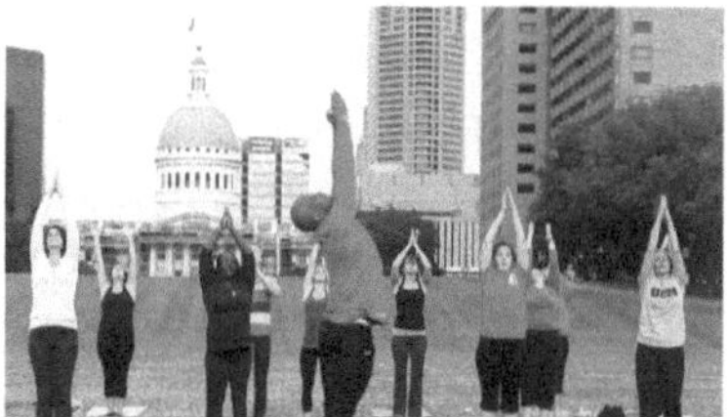

Yoga [i9]

Entspannungstechniken bilden einen weiteren wichtigen Baustein im therapeutischen Gesamtkonzept. Diese können verschiedene Formen annehmen, von progressiver Muskelentspannung bis hin zu Achtsamkeitsübungen [s62]. Für optimale Ergebnisse sollten diese Techniken mindestens sechs Wochen lang regelmäßig praktiziert werden. Ein innovativer Ansatz ist das hochintensive Intervalltraining (HIIT), das sich als vielversprechende Ergänzung zur Standardtherapie erwiesen hat [s62]. Dabei wechseln sich kurze, intensive Belastungsphasen mit Erholungsphasen ab. Ein typisches HIIT-Protokoll könnte aus 30-sekündigen intensiven Intervallen bestehen, gefolgt von 90 Sekunden aktiver Erholung. Die Integration von Bewegungs- und Lifestyle-Interventionen in den Behandlungsplan hat sich als besonders effektiv erwiesen [s62]. Dies umfasst neben regelmäßiger körperlicher Aktivität auch Aspekte wie Ernährungsumstellung und Stressmanagement. Ein praktischer Ansatz könnte die Führung eines Aktivitäts- und Symptomtagebuchs sein, um Zusammenhänge zwischen Lebensstil und Krankheitsverlauf zu erkennen. Niedrigintensive kontinuierliche aerobe Übungen haben sich ebenfalls als wirksam erwiesen [s62]. Diese Form der Bewegung ist besonders für Patienten geeignet, die erst langsam in ein Aktivitätsprogramm einsteigen möchten oder die aufgrund ihrer Symptome keine intensiveren Übungen durchführen können. Ein Beispiel wäre ein täglicher 20-minütiger Spaziergang in gemäßigtem Tempo. Die Wahl der optimalen Therapieform sollte stets in enger Abstimmung zwischen Arzt und Patient erfolgen, wobei regelmäßige Evaluationen und Anpassungen des Behandlungsplans wichtig sind. Die Kombination verschiedener Therapieansätze ermöglicht dabei oft die besten Ergebnisse.

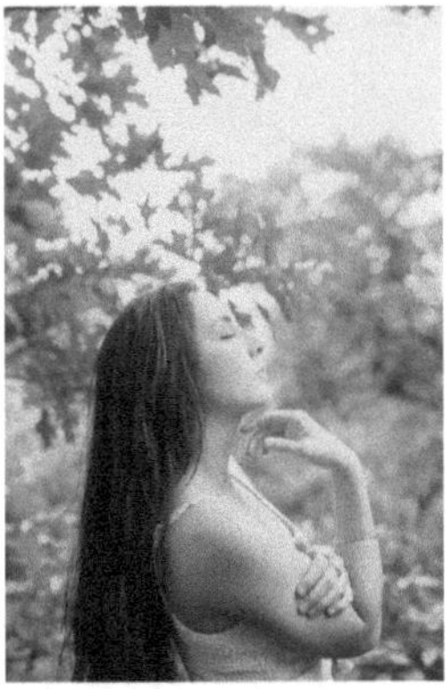

Entspannungstechniken [i10]

Glossar

Antithyroid

Medikamente oder Substanzen, die die übermäßige Produktion von Schilddrüsenhormonen hemmen. Sie blockieren spezifisch die Bildung neuer Hormone in der Schilddrüse.

HIIT

Steht für High-Intensity Interval Training - eine Trainingsmethode, die den Stoffwechsel bis zu 48 Stunden nach dem Training erhöht und die Mitochondriendichte in den Muskelzellen steigert.

2. 2. 3. Wirkstoffkombinationen

Die Kombination verschiedener Wirkstoffe in der systemischen Jodtherapie hat sich als vielversprechender Ansatz erwiesen, um die Behandlungsergebnisse zu optimieren. Besonders bei komplexen Krankheitsbildern wie dem radiojod-refraktären Schilddrüsenkarzinom zeigen Wirkstoffkombinationen deutliche Vorteile gegenüber Monotherapien [s63]. Ein wesentlicher Fortschritt wurde durch die Integration von Multi-Kinase-Inhibitoren in Kombinationstherapien erzielt. Diese zielgerichteten Medikamente werden mit klassischen Chemotherapeutika kombiniert, um die Wirksamkeit zu erhöhen und Resistenzen zu überwinden [s64]. In der klinischen Praxis hat sich beispielsweise gezeigt, dass Patienten, die zuvor nicht auf eine Standardtherapie ansprachen, von solchen Kombinationsansätzen profitieren können. Ein konkretes Beispiel: Bei 22% der Patienten konnte eine partielle Remission und bei 58% eine Stabilisierung der Erkrankung erreicht werden [s63]. Die Radioimmunochemotherapie stellt einen besonders innovativen Kombinationsansatz dar. Dabei werden radioaktiv markierte Antikörper mit zeitversetzter Chemotherapie kombiniert. Diese Sequenzierung - zunächst die Antikörpergabe, dann nach 48 Stunden die Chemotherapie - hat sich als äußerst effektiv erwiesen. Die Heilungsraten liegen bei 36% ohne und bei beeindruckenden 85% mit Knochenmarkunterstützung [s65]. Ein wichtiger Aspekt bei der Entwicklung von Kombinationstherapien ist die Verwendung von multifunktionalen Nanopartikeln (NPs). Diese ermöglichen eine präzise zeitliche und räumliche Kontrolle der Wirkstofffreisetzung, wodurch synergistische Effekte maximiert werden können [s66]. In der praktischen Anwendung bedeutet dies, dass Ärzte die Medikamentenabgabe besser steuern und individuell auf den Patienten abstimmen können. Die Bewertung der Wirksamkeit von Kombinationstherapien erfolgt mittels des Kombinationsindex (CI). Dieser mathematische Parameter gibt Aufschluss darüber, ob die kombinierten Wirkstoffe synergistisch ($CI < 1$), antagonistisch ($CI > 1$) oder additiv ($CI = 1$) wirken [s66]. Diese wissenschaftliche Methodik hilft bei der Optimierung der Therapieprotokolle.

Bei der praktischen Durchführung von Kombinationstherapien müssen bestimmte Nebenwirkungen beachtet werden. Zu den häufigsten schwerwiegenden unerwünschten Wirkungen zählen Hyperglykämie, Müdigkeit, Anämie und orale Mukositis [s63]. Um diese Nebenwirkungen zu minimieren, ist ein engmaschiges Monitoring der Patienten erforderlich. Konkrete Handlungsempfehlungen umfassen:

- Regelmäßige Blutzuckerkontrollen
- Anpassung der körperlichen Aktivität an das individuelle Energieniveau
- Prophylaktische Mundpflege zur Vorbeugung von Schleimhautentzündungen
- Regelmäßige Blutbildkontrollen zur Überwachung der Anämie

Die Entwicklung neuer Kombinationstherapien zielt darauf ab, mehrere Signalwege gleichzeitig zu beeinflussen [s66]. Dies erhöht nicht nur die Behandlungseffizienz, sondern kann auch das Risiko von Resistenzentwicklungen reduzieren. Für die behandelnden Ärzte bedeutet dies, dass sie die molekularen Profile ihrer Patienten genau analysieren müssen, um die optimale Wirkstoffkombination zu wählen. Besonders vielversprechend sind Kombinationsansätze bei Patienten, die bisher keine systemische Therapie erhalten haben [s63]. In solchen Fällen kann die koordinierte Anwendung verschiedener Wirkmechanismen von Beginn an das Behandlungsergebnis optimieren. Die praktische Umsetzung erfordert dabei eine sorgfältige Planung und kontinuierliche Überwachung der Therapieeffekte.

Glossar

Hyperglykämie
Erhöhter Blutzuckerspiegel, der als Nebenwirkung bestimmter Medikamente auftreten kann und zu Müdigkeit und Durst führt

Mukositis
Entzündung der Schleimhäute, die als Nebenwirkung bei Krebstherapien auftreten kann und starke Schmerzen verursacht

Multi-Kinase-Inhibitor
Medikamente, die mehrere Enzyme gleichzeitig hemmen und dadurch das Wachstum von Krebszellen auf verschiedenen Wegen blockieren können

Radioimmunochemotherapie
Kombinierte Behandlungsmethode, bei der radioaktiv markierte Antikörper gezielt Krebszellen erkennen und zerstören

Radiojod-refraktäres Schilddrüsenkarzinom
Eine Form des Schilddrüsenkrebs, die nicht mehr auf die klassische Radiojodtherapie anspricht, meist aufgrund von Mutationen der Krebszellen

Zusammenfassung - 2. 2. Systemische Therapien

- Die Radiojodtherapie erreicht bei berechneter Dosierung eine 93,3% Erfolgsquote nach einmaliger Behandlung
- Die berechnete Radiojodtherapie führt bei toxischer Knotenstruma zu 9,6% höheren Heilungsraten als Methoden mit fester Dosis
- Für die postoperative Ablation werden Aktivitäten von 2,75 bis 5,5 GBq empfohlen
- Lithium kann die biologische Halbwertszeit von radioaktivem Jod verlängern
- HIIT hat sich als vielversprechende Ergänzung zur Standardtherapie erwiesen
- Die Radioimmunochemotherapie erreicht Heilungsraten von 85% mit Knochenmarksunterstützung
- Multifunktionale Nanopartikel ermöglichen eine präzise zeitliche und räumliche Kontrolle der Wirkstofffreisetzung
- Der Kombinationsindex (CI) quantifiziert, ob Wirkstoffe synergistisch (CI < 1), antagonistisch (CI > 1) oder additiv (CI = 1) wirken
- Bei 22% der therapieresistenten Patienten konnte durch Multi-Kinase-Inhibitoren eine partielle Remission erreicht werden

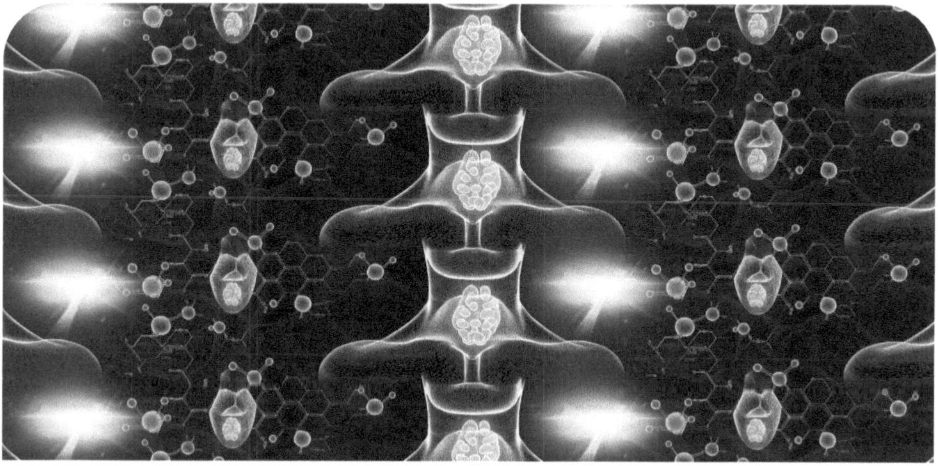

2. 3. Präventive Maßnahmen

Wie können wir uns effektiv vor den Auswirkungen von Jodmangel schützen? Welche vorbeugenden Maßnahmen sind besonders in der Schwangerschaft und bei drohender radioaktiver Belastung sinnvoll? Diese Fragen gewinnen in einer Zeit zunehmender Umweltbelastungen und veränderter Ernährungsgewohnheiten an Bedeutung. Die präventive Anwendung von Jod umfasst verschiedene Bereiche - von der alltäglichen Ernährung bis hin zu medizinischen Notfallmaßnahmen. Dabei spielen sowohl die individuellen Bedürfnisse als auch die jeweilige Lebenssituation eine entscheidende Rolle. Besonders für Risikogruppen wie Schwangere, Stillende und Menschen in strahlungsgefährdeten Gebieten ist die richtige Jodversorgung von elementarer Bedeutung. Die folgenden Ausführungen zeigen konkrete Strategien zur Jodprophylaxe auf und erläutern, wie Sie diese praktisch in Ihren Alltag integrieren können.

„Die Schutzwirkung von Kaliumiodid bei Strahlungsnotfällen ist am effektivsten, wenn es mehrere Stunden vor oder spätestens innerhalb von 1-2 Stunden nach der Exposition mit radioaktivem Jod eingenommen wird.“

2. 3. 1. Prophylaktische Anwendung

Die prophylaktische Anwendung von Jod spielt eine zentrale Rolle bei der Prävention verschiedener gesundheitlicher Probleme und in Notfallsituationen. Besonders wichtig ist dabei der Schutz vor radioaktiver Strahlung sowie die Vermeidung von Jodmangelerscheinungen während der Schwangerschaft und Stillzeit.

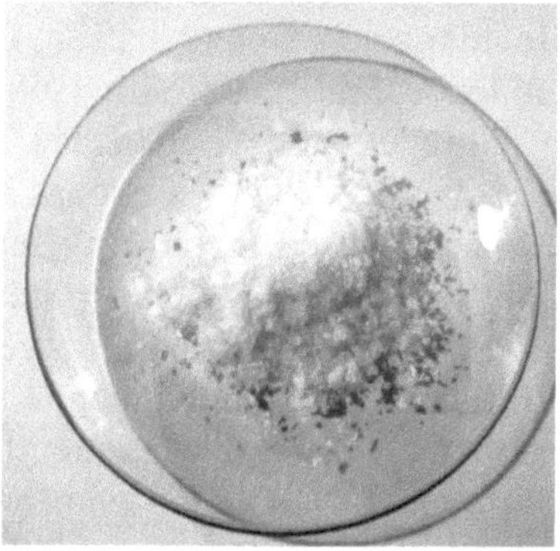

Kaliumiodid [i11]

In Strahlungsnotfällen ist die rechtzeitige Einnahme von Kaliumiodid (KI) von entscheidender Bedeutung. Die Schutzwirkung ist am effektivsten, wenn KI mehrere Stunden vor oder spätestens innerhalb von 1-2 Stunden nach der Exposition mit radioaktivem Jod eingenommen wird [s67]. Dabei blockiert KI die Aufnahme des radioaktiven Jods in die Schilddrüse für etwa 24 Stunden. Bei anhaltender Gefährdung kann eine wiederholte Einnahme erforderlich sein, wobei für Schwangere und Neugeborene besondere Vorsichtsmaßnahmen gelten - hier wird grundsätzlich nur eine einmalige Einnahme empfohlen [s67]. Für Schwangere ist eine ausreichende Jodversorgung besonders wichtig. Der erhöhte Bedarf während der Schwangerschaft beträgt 250 Mikrogramm pro Tag [s68]. In der Praxis bedeutet dies, dass Schwangere zusätzlich zur normalen Ernährung eine Jodsupplementierung in Absprache mit ihrem Arzt durchführen sollten. Stillende Mütter benötigen ebenfalls eine erhöhte Zufuhr von 150 Mikrogramm täglich, um sowohl ihre eigene Versorgung als auch die des Säuglings sicherzustellen [s68]. Die Prävention von Jodmangelerkrankungen wie kretinismus erfolgt hauptsächlich durch die Verwendung von jodiertem Speisesalz [s69]. In Regionen mit nachgewiesenem Jodmangel werden auch alternative Methoden wie jodiertes Pflanzenöl oder Jodtabletten eingesetzt. Für die praktische Umsetzung im Alltag bedeutet dies, dass beim Einkauf bewusst auf jodiertes Speisesalz geachtet werden sollte. Ein weiterer wichtiger Aspekt der prophylaktischen Jodanwendung betrifft den medizinischen Bereich, insbesondere bei der Radiojodtherapie von Schilddrüsenkrebspatienten. Hier werden derzeit neue Ansätze zur Vermeidung von Nebenwirkungen erforscht, beispielsweise durch die prophylaktische Gabe von Glukokortikoiden [s70]. Diese Forschung könnte in Zukunft zu verbesserten Behandlungsprotokollen führen. Bei der Verwendung von Kontrastmitteln in der radiologischen Diagnostik spielt die prophylaktische Medikation eine wichtige Rolle, besonders bei Patienten mit bekannten Allergien. Hier ist eine sorgfältige Anamnese erforderlich, um das individuelle Risiko einzuschätzen [s71]. Bei Patienten mit einer dokumentierten Kontrastmittelallergie wird eine spezifische Prämedikation empfohlen, die zeitlich genau auf die Untersuchung abgestimmt werden muss. In Gebieten mit schwerer Jodmangelernährung hat sich die Strategie einer jährlichen Einzeldosis für stillende Frauen bewährt [s68]. Diese Maßnahme ist besonders in Regionen wichtig, wo der Zugang zu regelmäßiger Supplementierung erschwert ist. Die Weltgesundheitsorganisation und verschiedene Länder haben sich dabei das Ziel gesetzt, Jodmangelerkrankungen weitgehend zu eliminieren [s69]. Für die erfolgreiche Umsetzung der Jodprophylaxe während der Schwangerschaft ist die universelle Jodierung von Speisesalz der wichtigste Ansatz [s72]. In Regionen, wo dies nicht ausreichend umgesetzt ist, werden zusätzliche Maßnahmen wie die gezielte Supplementierung mit Kaliumiodid-Tabletten empfohlen. Diese Supplementierung hat nachweislich positive Auswirkungen auf die Schilddrüsenfunktion der Mutter und beugt der Kropfbildung vor [s72].

Zusammenfassung - 2. 3. Präventive Maßnahmen

- Kaliumiodid blockiert die Aufnahme von radioaktivem Jod in die Schilddrüse für etwa 24 Stunden
- Die Schutzwirkung von KI ist am effektivsten innerhalb von 1-2 Stunden nach Strahlenexposition
- Schwangere und Neugeborene dürfen KI bei Strahlungsnotfällen nur einmalig einnehmen
- Der Jodbedarf während der Schwangerschaft beträgt 250 Mikrogramm täglich
- Stillende Mütter benötigen eine zusätzliche Jodzufuhr von 150 Mikrogramm pro Tag
- In Regionen mit schwerem Jodmangel hat sich eine jährliche Einzeldosis für stillende Frauen etabliert
- Bei der Radiojodtherapie werden Glukokortikoide prophylaktisch zur Vermeidung von Nebenwirkungen erforscht
- Vor radiologischer Diagnostik mit Kontrastmitteln ist bei Allergiepatienten eine spezifische Prämedikation erforderlich
- Die universelle Jodierung von Speisesalz gilt als wichtigster Ansatz zur Jodprophylaxe in der Schwangerschaft

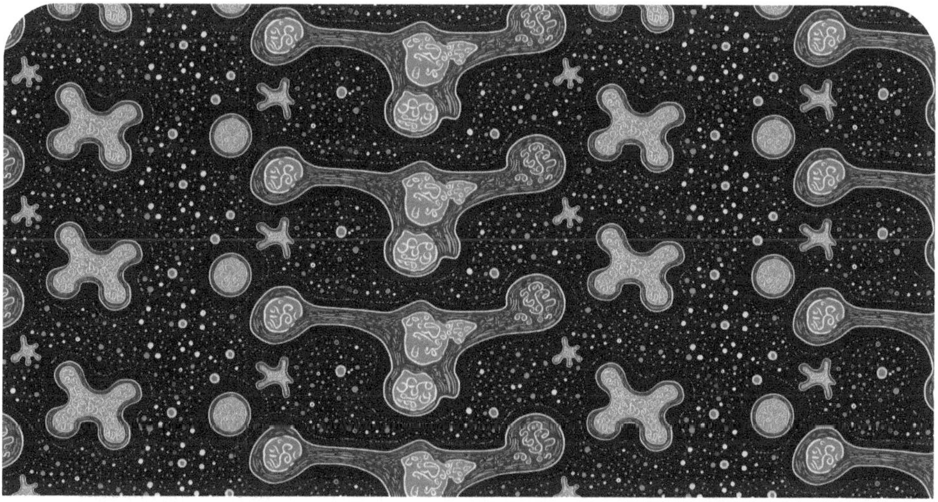

Rückblick - 2. Therapeutische Anwendungen

- Die Wunddesinfektion mit Povidon-Iod zeigt ein außergewöhnlich breites Wirkspektrum gegen Krankheitserreger, wobei 28,6% der behandelten Wunden innerhalb von sechs Monaten vollständig abheilen.
- Bei chronischen Wunden treten in 35% der Fälle problematische Infektionen durch gramnegative Stäbchen und methicillinresistente Staphylococcus aureus auf.
- Povidon-Jod fördert aktiv die Wundheilung durch Expression von Wachstumsfaktoren wie TGF-β und unterstützt die Neovaskularisation.
- Bei Molluscum contagiosum und Verruca vulgaris haben sich verschiedene Therapieoptionen bewährt, wobei bei Therapieresistenz immunmodulatorische Ansätze zum Einsatz kommen.
- Die Applikation von Jod-Tinkturen bei Ohrinfektionen erfolgt mit 10 ml Lösung pro Behandlung nach gründlicher Reinigung des äußeren Gehörgangs.
- Die Radioimmunochemotherapie erreicht Heilungsraten von 85% mit Knochenmarkunterstützung durch die zeitversetzte Kombination von radioaktiv markierten Antikörpern mit Chemotherapie.
- Bei der Radiojodtherapie wird eine Dosierung zwischen 2,96 und 7,4 MBq pro Gramm Schilddrüsengewebe empfohlen, wobei die berechnete Methode der festen Dosierung überlegen ist.
- Die prophylaktische Kaliumiodid-Gabe ist bei Strahlungsnotfällen innerhalb von 1-2 Stunden nach Exposition am effektivsten und blockiert die Aufnahme von radioaktivem Jod für etwa 24 Stunden.
- Schwangere benötigen eine erhöhte Jodzufuhr von 250 Mikrogramm täglich, Stillende 150 Mikrogramm zur Sicherstellung der Versorgung von Mutter und Kind.
- Während die therapeutischen Anwendungen von Jod bereits beeindruckende Erfolge zeigen, verspricht der Blick auf die

medizinischen Indikationen noch spannendere Einblicke in das volle Potenzial dieser vielseitigen Substanz.

3. Medizinische Indikationen

Die medizinische Anwendung von Jod hat in den letzten Jahrzehnten eine bemerkenswerte Entwicklung durchlaufen. Von der klassischen Wunddesinfektion bis zur gezielten Therapie bei Stoffwechselerkrankungen - das Spektrum der Einsatzmöglichkeiten wächst stetig. Doch welche Rolle spielt Jod tatsächlich bei der Behandlung verschiedener Krankheitsbilder? Wie wirksam ist es bei bakteriellen und viralen Infektionen? Und welche neuen Erkenntnisse gibt es zur Bedeutung von Jod bei metabolischen Störungen? Die moderne Medizin steht vor der Herausforderung, wirksame Therapien gegen zunehmend resistente Krankheitserreger zu entwickeln. Gleichzeitig müssen metabolische Erkrankungen wie Schilddrüsenfunktionsstörungen effektiv behandelt werden. Die Forschung der letzten Jahre hat dabei überraschende Zusammenhänge zwischen Jodversorgung und verschiedenen Krankheitsbildern aufgedeckt. Die folgenden Kapitel beleuchten detailliert die wissenschaftlichen Grundlagen und praktischen Anwendungsmöglichkeiten von Jod in der modernen Medizin. Aktuelle Studien und klinische Erfahrungen zeigen dabei: Das Potenzial dieser Substanz ist bei weitem noch nicht ausgeschöpft.

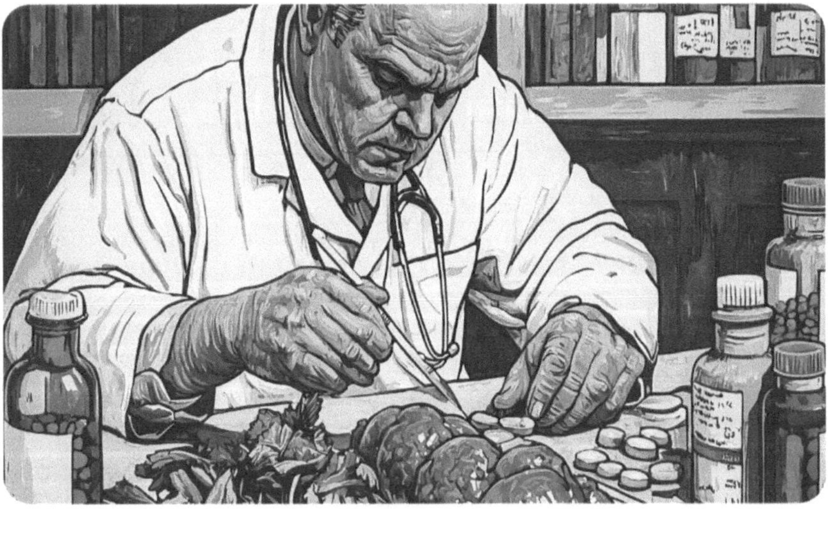

3. 1. Infektionskrankheiten

Infektionskrankheiten gehören zu den ältesten Bedrohungen der menschlichen Gesundheit und stellen auch im 21. Jahrhundert eine zentrale Herausforderung für die Medizin dar. Wie können wir uns effektiv gegen Bakterien, Viren und Pilze schützen, die sich ständig weiterentwickeln und neue Resistenzen ausbilden? Welche Rolle spielt dabei die zunehmende Antibiotikaresistenz, und welche alternativen Behandlungsmöglichkeiten stehen zur Verfügung? Die Komplexität von Infektionskrankheiten zeigt sich besonders in ihrer Vielfalt: Von harmlosen Hautinfektionen bis hin zu lebensbedrohlichen systemischen Erkrankungen reicht das Spektrum der möglichen Manifestationen. Dabei erfordern unterschiedliche Erreger auch unterschiedliche Behandlungsstrategien. Ein vielversprechender Ansatz in der Bekämpfung von Infektionskrankheiten ist der Einsatz von Jodverbindungen, deren antimikrobielle Wirkung seit langem bekannt ist. Die folgenden Abschnitte beleuchten detailliert, wie moderne Jodpräparate gegen verschiedene Erregertypen eingesetzt werden können und welche neuen Entwicklungen die Forschung in diesem Bereich bereithält.

> *„Etwa 5% aller Operationen werden von einer chirurgischen Wundinfektion begleitet, die häufig durch Erreger wie Staphylococcus aureus, Streptokokken, Enterokokken und Escherichia coli verursacht wird.“*

3. 1. 1. Bakterielle Infektionen

Bakterielle Infektionen stellen eine der größten Herausforderungen im modernen Gesundheitswesen dar, insbesondere durch die zunehmende Entwicklung von Antibiotikaresistenzen [s73]. Diese Problematik wird durch den weitverbreiteten und oft unsachgemäßen Einsatz von Antibiotika noch verschärft, was die Suche nach alternativen Behandlungsmethoden dringend erforderlich macht [s74]. Besonders kritisch sind Infektionen im Zusammenhang mit medizinischen Implantaten und Geräten. Wenn sich Bakterien an Katheter, Prothesen oder orthopädische Implantate anheften, bilden sie sogenannte Biofilme [s75] [s76]. Diese Biofilme stellen eine besondere Herausforderung dar, da sich die Bakterien darin in einem metabolisch inaktiven Zustand befinden und dadurch gegen die meisten Antibiotika resistent sind [s73]. Ein anschauliches Beispiel hierfür sind periprosthetische Gelenkinfektionen, die für Patienten oft schwerwiegende Folgen haben können.

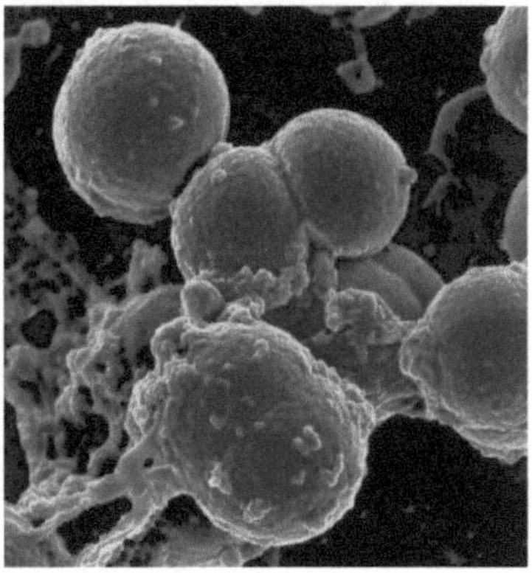

Staphylococcus aureus [i12]

In der klinischen Praxis zeigt sich die Problematik bakterieller Infektionen besonders deutlich bei chirurgischen Eingriffen. Etwa 5% aller Operationen werden von einer chirurgischen Wundinfektion (SSI) begleitet, die häufig durch Erreger wie Staphylococcus aureus, Streptokokken, Enterokokken und Escherichia coli verursacht wird [s77]. Um diesem Risiko vorzubeugen, ist eine gründliche Hautdesinfektion vor der Operation unerlässlich. Ein vielversprechender Ansatz in der Bekämpfung bakterieller Infektionen ist der Einsatz von Povidon-Iod (PVP-I). Dieses Antiseptikum hat sich als besonders effektiv gegen verschiedene Bakterienstämme erwiesen, einschließlich problematischer Erreger wie MRSA und vancomycinresistenter Enterokokken [s78]. Im Gegensatz zu vielen Antibiotika wurde bisher keine signifikante Resistenzentwicklung gegen pvpi beobachtet [s79]. Besonders interessant sind neue Entwicklungen im Bereich der Implantatbeschichtungen. Forschungsergebnisse zeigen, dass Iod-dotierte TiO_2-Nanotuben auf

Titanimplantaten eine deutlich verbesserte antibakterielle Wirkung gegen Staphylococcus aureus aufweisen [s76]. Dies könnte in Zukunft das Infektionsrisiko bei Implantationen erheblich reduzieren. Für die Praxis besonders relevant ist auch die Nasen-Dekolonisation bei MRSA-Trägern. Während traditionell Mupirocin-Salbe und Chlorhexidin-Waschungen eingesetzt werden, zeigt PVP-I hier vielversprechende Ergebnisse, insbesondere bei resistenten Stämmen [s79]. Patienten, die sich einer Operation unterziehen müssen, sollten daher mit ihrem behandelnden Arzt die Möglichkeit einer präoperativen Dekolonisation besprechen.

Ein weiterer wichtiger Aspekt ist die Behandlung von Infektionen im Mund- und Rachenraum. Studien haben gezeigt, dass eine 7%ige antiseptische Lösung innerhalb von 15 Sekunden eine Reduktion von Bakterien wie Klebsiella und Pneumokokken um mehr als 99,999% bewirken kann [s80]. Dies unterstreicht die Bedeutung einer guten Mundhygiene, besonders bei Risikopatienten. Für die Zukunft zeichnet sich ab, dass alternative Behandlungsmethoden wie die Strahlentherapie wieder an Bedeutung gewinnen könnten, insbesondere bei der Behandlung von orthopädischen Infektionen [s73]. Dies zeigt, wie wichtig es ist, neben der Entwicklung neuer Antibiotika auch andere Therapieansätze zu erforschen und weiterzuentwickeln.

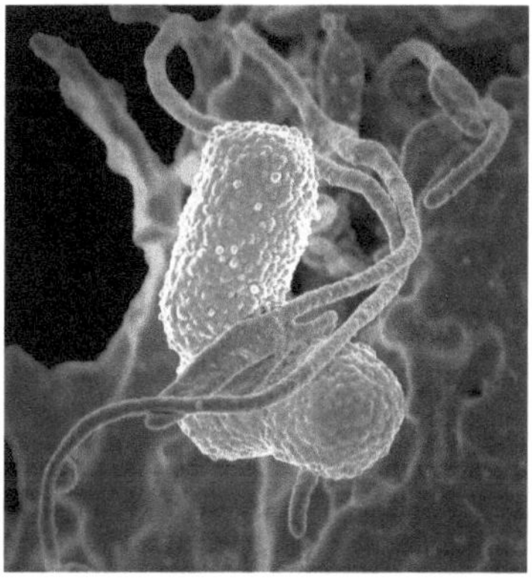

Klebsiella [i13]

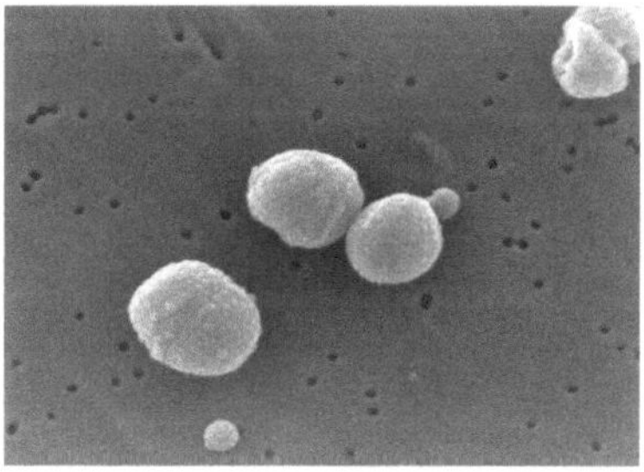

Pneumokokken [i14]

Glossar

Biofilm

Eine strukturierte Gemeinschaft von Mikroorganismen, die sich an Oberflächen anheften und von einer selbst produzierten schützenden Matrix umgeben sind. Diese Struktur ermöglicht es den Bakterien, bis zu 1000-mal widerstandsfähiger gegen äußere Einflüsse zu sein als einzelne Bakterien.

MRSA

Methicillin-resistenter Staphylococcus aureus - ein Bakterienstamm, der gegen die meisten Beta-Lactam-Antibiotika unempfindlich ist und besonders in Krankenhäusern gefürchtet wird. Die Übertragung erfolgt hauptsächlich über direkten Hautkontakt.

3. 1. 2. Virale Erkrankungen

Virale Erkrankungen stellen eine bedeutende Herausforderung für das Gesundheitssystem dar, wie sich besonders während der COVID-19-Pandemie gezeigt hat. SARS-CoV-2 hat weltweit mehr als 8,95 Millionen Menschen infiziert und über 468.000 Todesfälle verursacht [s81]. Die Übertragung erfolgt hauptsächlich durch Atemtröpfchen und Aerosole sowie durch Kontakt mit kontaminierten Oberflächen [s82] [s83]. Ein besonderes Merkmal vieler Viruserkrankungen ist ihre hohe Ansteckungsfähigkeit, wie am Beispiel der adenoviralen Konjunktivitis deutlich wird. Diese Augenerkrankung kann erhebliche Beschwerden verursachen und zu längeren Arbeitsausfällen führen [s84]. Für Betroffene ist es wichtig, strikte Hygienemaßnahmen einzuhalten: Häufiges Händewaschen und die Vermeidung enger Kontakte während der ansteckenden Phase sind essentiell. Die Behandlung sollte idealerweise innerhalb der ersten vier Tage nach Symptombeginn erfolgen, da sich die Symptome typischerweise nach sieben Tagen zu bessern beginnen [s84]. Virale Infektionen können auch zu Folgeerkrankungen führen. Ein bemerkenswertes Beispiel ist die subakute Schilddrüsenentzündung, die nach einer viralen Infektion auftreten kann. Diese Entzündung führt zu einer übermäßigen Freisetzung von Schilddrüsenhormonen in den Blutkreislauf, was eine Schilddrüsenüberfunktion zur Folge hat [s85]. Auch Hornhautgeschwüre können durch virale Erreger verursacht werden, wobei das Herpes-simplex-Virus Typ 1 zu den häufigsten Verursachern zählt [s86]. In der Bekämpfung viraler Erkrankungen hat sich Povidon-Iod (PVP-I) als besonders effektiv erwiesen. Seit über 60 Jahren wird es erfolgreich zur Infektionsbekämpfung eingesetzt und zeichnet sich durch seine antivirale, antibakterielle und antifungale Wirkung aus [s87] [s88]. Besonders bemerkenswert ist seine hohe Wirksamkeit gegen bedeutende Viren wie Hepatitis A, Influenza sowie die Coronaviren MERS und SARS [s88]. Die COVID-19-Pandemie hat die Bedeutung effektiver Präventionsmaßnahmen deutlich gemacht. Die Erkrankung ist aufgrund ihrer hohen Übertragungsrate und einer langen Inkubationszeit von 5 bis 14 Tagen schwer einzudämmen [s89]. Studien zeigen, dass Mundspülungen mit bestimmten Wirkstoffen das Übertragungsrisiko reduzieren können. Die viruzide Aktivität bleibt dabei auch unter Bedingungen mit biologischen Verunreinigungen wirksam [s83]. Für medizinisches Personal und Patienten ist es wichtig zu wissen, dass die Anwendung von PVP-I die

Virusübertragung in klinischen Umgebungen deutlich reduzieren kann, was besonders für Hochrisikopatienten relevant ist [s88]. Allerdings sollten mögliche Nebenwirkungen beachtet werden. Bei der Behandlung der adenoviralen Konjunktivitis beispielsweise können subepitheliale Infiltrate und Pseudomembranen auftreten [s84]. Die Integration antiviraler Produkte in Infektionskontrollmaßnahmen hat sich als vielversprechender Ansatz erwiesen [s81]. Für den Alltag empfiehlt sich besonders bei erhöhtem Infektionsrisiko die regelmäßige Anwendung von Gurgel- und Mundspüllösungen, die nachweislich eine viruzide Aktivität aufweisen [s83]. Diese einfache Maßnahme kann, zusammen mit anderen Hygienemaßnahmen, einen wichtigen Beitrag zur Reduzierung der Virusübertragung leisten.

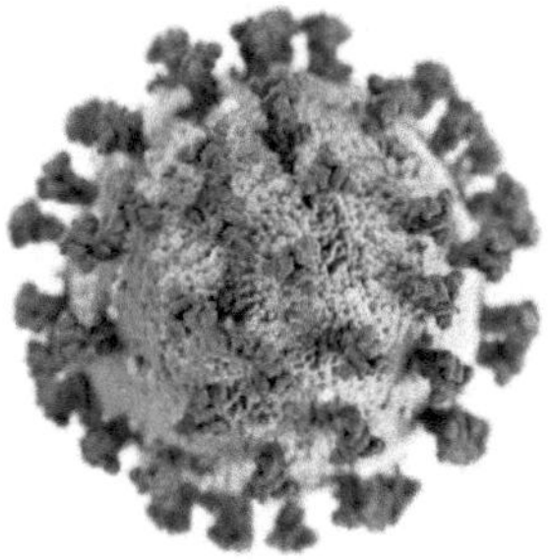

SARS-CoV-2 [i15]

Glossar

Konjunktivitis
Eine Entzündung der Bindehaut des Auges, die sich durch Rötung, Schwellung und vermehrte Tränenbildung äußert.

Pseudomembran
Eine falsche Membran aus abgestorbenen Zellen, Entzündungszellen und Proteinen, die sich auf Schleimhäuten bilden kann.

Subepithelial
Bezeichnet die Gewebeschicht direkt unterhalb der äußeren Deckschicht (Epithel) von Organen oder Hautoberflächen.

Viruzid
Ein Wirkstoff oder Mittel, das Viren abtötet oder inaktiviert. Die Wirkung beruht auf der Zerstörung der Virushülle oder der Blockierung wichtiger Virusproteine.

3. 1. 3. Pilzinfektionen

Pilzinfektionen (Mykosen) gehören zu den häufigsten Infektionskrankheiten weltweit und können von harmlosen oberflächlichen Infektionen bis hin zu lebensbedrohlichen systemischen Erkrankungen reichen [s90]. Die Bandbreite der Erscheinungsformen und die zunehmende Resistenzentwicklung gegen antimykotika stellen das Gesundheitssystem vor besondere Herausforderungen. Eine häufig auftretende Form der Pilzinfektion ist die Pityriasis versicolor, eine oberflächliche Hautinfektion. Studien zeigen, dass bei dieser Erkrankung etwa 70% der Patienten innerhalb einer Woche deutliche Verbesserungen oder vollständige Heilung erfahren können [s91]. Für Betroffene ist es wichtig zu wissen, dass die Erkrankung zwar harmlos ist, aber ohne konsequente Behandlung häufig wiederkehrt. Daher empfiehlt sich neben der medikamentösen Therapie auch das regelmäßige Wechseln und heiße Waschen von Kleidung und Bettwäsche, um eine Reinfektion zu vermeiden. Ein weiteres bedeutendes Krankheitsbild ist die Otomykose, eine Pilzinfektion des äußeren Gehörgangs [s92]. Diese Infektion tritt besonders häufig bei Menschen auf, die viel schwimmen oder Hörgeräte tragen. Die Behandlung erfordert einen zweistufigen Ansatz: Zunächst muss das Pilzmaterial sorgfältig aus dem Gehörgang entfernt werden, gefolgt von der Anwendung spezieller antimykotischer Präparate. Patienten sollten während der Behandlung darauf achten, den Gehörgang trocken zu halten und vorübergehend auf das Schwimmen zu verzichten. Besonders gefährlich können Pilzinfektionen der Hornhaut (mykotische keratitis) sein, die vor allem in tropischen und subtropischen Regionen bei Outdoor-Arbeitern auftreten [s93]. Die frühzeitige Erkennung ist hier entscheidend, da unbehandelte Infektionen zu schwerwiegenden Komplikationen bis hin zum Sehverlust führen können. Betroffene sollten bei ersten Anzeichen wie Rötung, Schmerzen oder Sehstörungen umgehend einen Augenarzt aufsuchen. Zur Prävention wird das Tragen von Schutzbrillen bei Arbeiten mit organischem Material empfohlen.

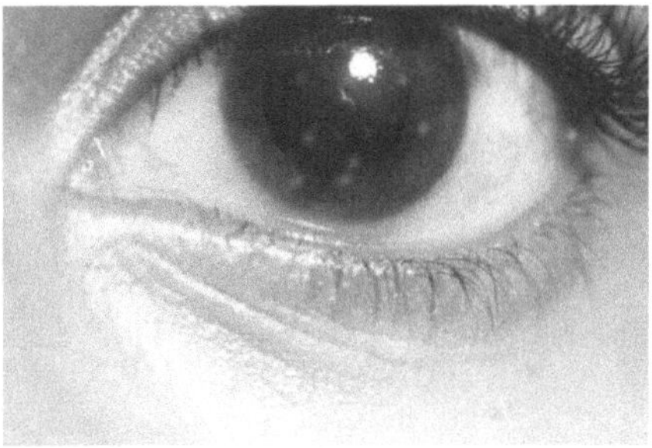

Keratitis [i16]

In besonders schweren Fällen kann sich aus einer Keratitis eine Endophthalmitis entwickeln, eine gefährliche Entzündung des Augeninneren [s94]. Innovative Behandlungsansätze mit speziellen antiseptischen Mitteln während chirurgischer Eingriffe zeigen hier vielversprechende Ergebnisse, besonders bei Fällen, die auf konventionelle Therapien nicht ansprechen. Die Diagnose von Pilzinfektionen erfordert oft eine Kombination aus klinischer Untersuchung, Kulturen und mikroskopischen Analysen [s93]. Für die erfolgreiche Behandlung ist die genaue Identifizierung des verursachenden Pilzes entscheidend, da verschiedene Pilzarten unterschiedlich auf Antimykotika reagieren können. Präventiv spielen verschiedene Faktoren eine wichtige Rolle: Die Vermeidung von übermäßiger Feuchtigkeit, gute Körperhygiene und ein intaktes Immunsystem sind grundlegende Voraussetzungen. Bei Risikopatienten, etwa nach Organtransplantationen oder während einer Chemotherapie, können prophylaktische Maßnahmen wie die regelmäßige ärztliche Kontrolle und gegebenenfalls vorbeugende Medikation notwendig sein. Die Entwicklung neuer Behandlungsstrategien konzentriert sich zunehmend auf Kombinationstherapien und alternative Wirkstoffe, da die Resistenzentwicklung gegen herkömmliche Antimykotika ein wachsendes Problem darstellt [s90]. Patienten sollten daher die verschriebenen Medikamente stets exakt nach ärztlicher Anweisung einnehmen und die Behandlung nicht vorzeitig abbrechen, auch wenn sich die Symptome bereits gebessert haben.

Zusammenfassung - 3. 1. Infektionskrankheiten

- Bakterielle Infektionen werden durch zunehmende Antibiotikaresistenzen zu einer wachsenden Herausforderung im Gesundheitswesen
- Etwa 5% aller Operationen werden von einer chirurgischen Wundinfektion (SSI) begleitet
- Bakterien in Biofilmen befinden sich in einem metabolisch inaktiven Zustand und sind dadurch gegen die meisten Antibiotika resistent
- Iod-dotierte TiO_2-Nanotuben auf Titanimplantaten zeigen verbesserte antibakterielle Wirkung gegen Staphylococcus aureus
- Eine 7%ige antiseptische Lösung kann innerhalb von 15 Sekunden Bakterien wie Klebsiella um mehr als 99,999% reduzieren
- SARS-CoV-2 hat weltweit über 8,95 Millionen Menschen infiziert und über 468.000 Todesfälle verursacht
- Die Inkubationszeit von COVID-19 beträgt 5 bis 14 Tage
- Subakute Schilddrüsenentzündung kann nach viralen Infektionen auftreten und zu Schilddrüsenüberfunktion führen
- PVP-I zeigt seit über 60 Jahren hohe Wirksamkeit gegen Hepatitis A, Influenza sowie MERS und SARS Coronaviren
- Bei Pityriasis versicolor zeigen etwa 70% der Patienten innerhalb einer Woche deutliche Verbesserungen
- Otomykose tritt besonders häufig bei Menschen mit Hörgeräten oder häufigem Schwimmen auf
- Mykotische Keratitis ist in tropischen Regionen bei Outdoor-Arbeitern besonders verbreitet

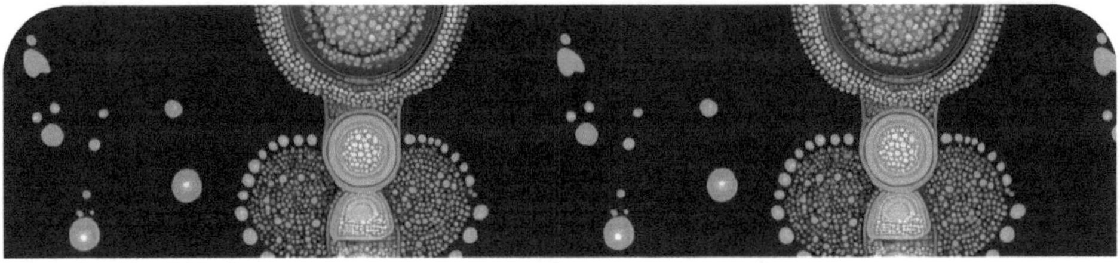

3. 2. Stoffwechselstörungen

Stoffwechselstörungen gehören zu den häufigsten medizinischen Herausforderungen unserer Zeit. Doch was genau verbirgt sich hinter Begriffen wie Schilddrüsenunterfunktion oder metabolisches Syndrom? Welche Rolle spielt dabei das Spurenelement Jod, und wie lassen sich diese Erkrankungen effektiv behandeln? Die Komplexität dieser Störungen zeigt sich besonders deutlich an der Schilddrüse: Dieses kleine, aber zentrale Organ beeinflusst nahezu alle Stoffwechselprozesse im Körper. Seine Funktionsstörungen können weitreichende Folgen haben - von Gewichtsproblemen bis hin zu schwerwiegenden Stoffwechselentgleisungen. Gleichzeitig nehmen metabolische Syndrome weltweit zu und stellen das Gesundheitssystem vor neue Herausforderungen. Die gute Nachricht ist: Die moderne Medizin verfügt über präzise Diagnosemöglichkeiten und effektive Therapieansätze. Mit dem richtigen Verständnis dieser Erkrankungen und ihrer Behandlungsmöglichkeiten lässt sich die Lebensqualität der Betroffenen deutlich verbessern.

„Schilddrüsenerkrankungen gehören zu den häufigsten Stoffwechselstörungen, wobei Frauen deutlich häufiger betroffen sind als Männer. Bei jungen Frauen liegt die Häufigkeit bei etwa 5%, während bei älteren Frauen bis zu 20% mindestens eine milde Schilddrüsenfunktionsstörung aufweisen."

3. 2. 1. Schilddrüsenerkrankungen

Schilddrüsenerkrankungen gehören zu den häufigsten Stoffwechselstörungen, wobei Frauen deutlich häufiger betroffen sind als Männer. Bei jungen Frauen liegt die Häufigkeit bei etwa 5%, während bei älteren Frauen bis zu 20% mindestens eine milde Schilddrüsenfunktionsstörung aufweisen [s95]. Die schmetterlingsförmige Schilddrüse im vorderen Halsbereich spielt eine zentrale Rolle für unseren Stoffwechsel und das Wachstum [s96]. Dabei können zwei Hauptformen von Funktionsstörungen auftreten: Die Überfunktion (hyperthyreose) und die Unterfunktion (Hypothyreose).

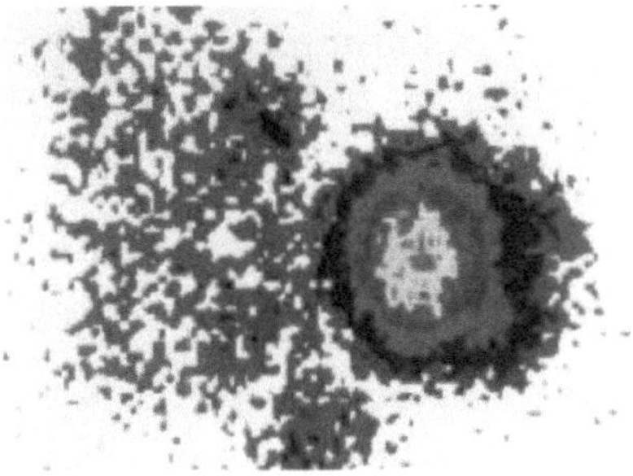

Hyperthyreose [i17]

Bei einer Hyperthyreose, die etwa 1% der Bevölkerung betrifft, produziert die Schilddrüse zu viele Hormone [s97]. Betroffene leiden häufig unter Herzrasen, innerer Unruhe und ungewolltem Gewichtsverlust trotz guten Appetits. Ein typisches Beispiel ist eine 35-jährige Patientin, die trotz normaler Ernährung innerhalb von drei Monaten 5 kg abnimmt und unter ständiger Nervosität und Schlafstörungen leidet. Die Diagnose erfolgt durch Bluttests, insbesondere die Bestimmung des tsh-Wertes [s97]. Die Hypothyreose ist dagegen durch eine zu geringe Hormonproduktion gekennzeichnet [s98]. Typische Symptome sind Müdigkeit, Gewichtszunahme und Kälteempfindlichkeit. Eine 45-jährige Betroffene berichtet beispielsweise, dass sie trotz ausreichend Schlaf ständig erschöpft ist und auch im Sommer friert. Die Diagnose wird ebenfalls über Bluttests gestellt, wobei ein erhöhter TSH-Wert charakteristisch ist [s99]. Besondere Aufmerksamkeit verdient die Schilddrüsenfunktion während der Schwangerschaft. Schwangere sollten routinemäßig Jodpräparate einnehmen, sofern keine Gegenanzeigen vorliegen [s100]. Bei auffälligen TSH-Werten ist die Überweisung an einen Spezialisten ratsam, da unbehandelte Schilddrüsenstörungen zu Schwangerschaftskomplikationen führen können [s101].

Ein interessantes Beispiel für die Bedeutung der Jodversorgung liefert Dänemark. Dort wurde aufgrund eines Jodmangels ein verpflichtendes Jodierungsprogramm eingeführt. In der Folge verbesserte sich die Jodversorgung, das Schilddrüsenvolumen nahm ab und es traten weniger Schilddrüsenknoten auf [s102]. Schilddrüsenknoten sind ein häufiger Befund, wobei 95% gutartig sind und keine Behandlung benötigen [s95]. Bei Verdacht auf Bösartigkeit ist eine Operation erforderlich [s103]. Zur Früherkennung von Schilddrüsenerkrankungen empfiehlt sich ein regelmäßiger Check des TSH-Wertes, besonders bei Risikopersonen wie Frauen über 60 Jahren oder Menschen mit familiärer Vorbelastung [s98]. Die Behandlung richtet sich nach der Art der Erkrankung. Bei Unterfunktion erfolgt eine Hormonersatztherapie mit thyroxin [s100]. Eine mangelnde Therapiewirkung kann auf Wechselwirkungen mit anderen Medikamenten oder Aufnahmestörungen hinweisen. Bei Überfunktion kommen Medikamente, radioaktives Jod oder eine Operation in Frage [s97]. Wichtig für Betroffene ist das Wissen, dass Schilddrüsenerkrankungen bei rechtzeitiger Erkennung und korrekter Behandlung sehr gut beherrschbar sind. Ein typisches Beispiel ist eine 55-jährige Patientin mit Hypothyreose, die nach Einstellung auf die richtige Thyroxin-Dosis wieder ein normales, beschwerdefreies Leben führen kann.

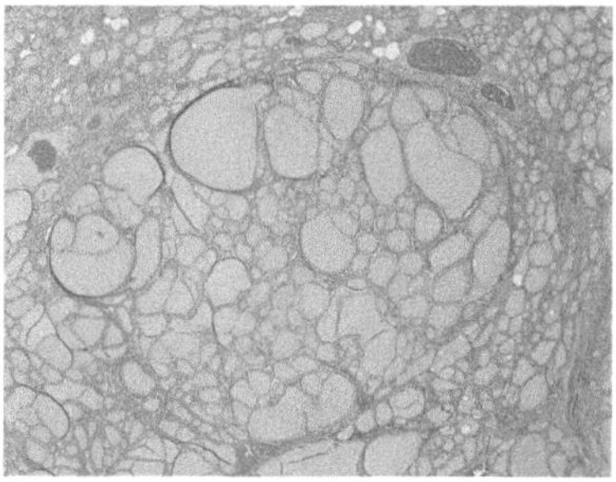

Schilddrüsenknoten [i18]

3. 2. 2. Metabolische Syndrome

Das metabolische Syndrom stellt eine komplexe Stoffwechselstörung dar, die durch das gleichzeitige Auftreten mehrerer Gesundheitsrisiken gekennzeichnet ist. Nach der Definition des National Cholesterol Education Program müssen mindestens drei der folgenden Kriterien erfüllt sein: erhöhter Taillenumfang, erhöhte Serumtriglyceride, niedriges HDL-Cholesterin, Bluthochdruck und erhöhter Nüchternblutzucker [s104]. Die Prävalenz des metabolischen Syndroms nimmt weltweit dramatisch zu. In den USA sind etwa 34,7% der erwachsenen Bevölkerung betroffen, in Korea liegt die Rate bei 28,2% [s104]. Diese alarmierenden Zahlen verdeutlichen die wachsende gesundheitliche Herausforderung, der sich moderne Gesellschaften stellen müssen. Besonders besorgniserregend ist der enge Zusammenhang zwischen metabolischem Syndrom und anderen Gesundheitsstörungen. Studien zeigen, dass Menschen mit metabolischem Syndrom ein um 21% erhöhtes Risiko für die Entwicklung einer subklinischen hypothyreose aufweisen [s105]. Ein anschauliches Beispiel hierfür ist der Fall einer 50-jährigen Patientin mit Bluthochdruck und Übergewicht, bei der im Rahmen einer Routineuntersuchung erhöhte tsh-Werte festgestellt wurden, obwohl sie noch keine typischen Hypothyreose-Symptome zeigte. Die Forschung hat verschiedene Phänotypen identifiziert, die das komplexe Zusammenspiel von Körpergewicht und Stoffwechselgesundheit verdeutlichen. Man unterscheidet dabei sechs Gruppen: metabolisch gesundes Normalgewicht (MHNW), metabolisch ungesundes Normalgewicht (MUNW), metabolisch gesundes Übergewicht (MHOW), metabolisch ungesundes Übergewicht (MUOW), metabolisch gesunde Adipositas (MHO) und metabolisch ungesunde Adipositas (MUO) [s106]. Interessanterweise spielt auch der Jodstatus eine wichtige Rolle beim metabolischen Syndrom. Studien haben eine U-förmige Beziehung zwischen der Urin-Jodkonzentration und der Prävalenz metabolischer Störungen nachgewiesen [s107]. Dies bedeutet, dass sowohl zu niedrige als auch zu hohe Jodwerte das Risiko für Stoffwechselstörungen erhöhen können. Für die klinische Praxis ergeben sich daraus wichtige Konsequenzen. Bei Patienten mit metabolischem Syndrom sollte regelmäßig die Schilddrüsenfunktion überprüft werden, da ein erhöhtes Risiko für Schilddrüsenerkrankungen besteht [s108]. Ein praktisches Beispiel: Ein 45-jähriger Patient mit metabolischem Syndrom sollte neben der üblichen Kontrolle von Blutdruck und Blutzucker auch regelmäßig seine TSH-Werte überprüfen lassen. Besondere Aufmerksamkeit verdient die Kombination aus zentraler Adipositas, Bluthochdruck und Diabetes, da diese Faktoren das Risiko für Schilddrüsenknoten deutlich erhöhen [s109]. Ein typischer Fall wäre eine 55-jährige Patientin mit Typ-2-Diabetes und Übergewicht, bei der im Rahmen der Stoffwechselkontrolle auch eine Schilddrüsensonographie durchgeführt werden sollte.

Die Behandlung des metabolischen Syndroms erfordert einen ganzheitlichen Ansatz. Neben der medikamentösen Therapie der einzelnen Komponenten spielen Lebensstiländerungen eine zentrale Rolle. Praktische Empfehlungen umfassen:
- Regelmäßige körperliche Aktivität (mindestens 150 Minuten moderate Bewegung pro Woche)
- Ausgewogene Ernährung mit reduzierter Kalorienaufnahme
- Regelmäßige Kontrolle von Blutdruck, Blutzucker und Lipidwerten
- Jährliche Überprüfung der Schilddrüsenfunktion

Die frühzeitige Erkennung und konsequente Behandlung des metabolischen Syndroms ist von entscheidender Bedeutung, um das Risiko für Folgeerkrankungen wie Herz-Kreislauf-Erkrankungen und Typ-2-Diabetes zu reduzieren [s110].

Glossar

HDL-Cholesterin

Das sogenannte 'gute' Cholesterin, das überschüssiges Cholesterin aus den Geweben zurück zur Leber transportiert und vor Gefäßverkalkung schützt.

Metabolisches Syndrom

Eine Kombination verschiedener Gesundheitsprobleme, die das Risiko für Herz-Kreislauf-Erkrankungen erhöht. Oft wird es auch als 'tödliches Quartett' bezeichnet, da es typischerweise vier Hauptrisikofaktoren vereint.

Serumtriglyceride

Fettmoleküle im Blut, die als Energiespeicher dienen. Sie werden vom Körper aus überschüssigen Kalorien gebildet und in Fettzellen gespeichert.

3. 2. 3. Therapieansätze

Die Behandlung von Schilddrüsenfunktionsstörungen erfordert einen individuell angepassten Therapieansatz, der sich nach Art und Schwere der Erkrankung richtet. Bei einer hypothyreose steht die Hormonersatztherapie mit Levothyroxin im Mittelpunkt, die in der Regel lebenslang erforderlich ist [s111]. Die Dosierung muss dabei sorgfältig eingestellt werden - bei älteren oder geschwächten Patienten beginnt man mit einer niedrigeren Dosis, die dann alle 6-8 Wochen kontrolliert und angepasst wird, bis ein stabiler Zustand erreicht ist. Bei der hyperthyreose stehen drei Haupttherapieoptionen zur Verfügung: medikamentöse Therapie, radiojodtherapie (RAI) oder operative Entfernung der Schilddrüse [s112]. Die Wahl der geeigneten Behandlung hängt von verschiedenen Faktoren ab, wie dem Alter des Patienten, eventuellen Begleiterkrankungen und den persönlichen Präferenzen. Ein typisches Beispiel: Eine 35-jährige Patientin mit erstmaliger Hyperthyreose könnte zunächst einen 12-18 monatigen Therapieversuch mit Thyreostatika unternehmen, da hier die Chance auf eine dauerhafte Remission bei etwa 50% liegt. Die RAI-Therapie hat sich als besonders effektive Behandlungsoption etabliert und die Anzahl notwendiger Operationen deutlich reduziert [s113]. Vor der Durchführung erfolgt eine ausführliche Evaluation durch einen Nuklearmediziner, der die Indikation prüft und die Therapie plant. Die Vorbereitung umfasst dabei auch spezielle Ernährungsvorschriften, um die Wirksamkeit zu optimieren. Ein praktisches Beispiel: Patienten werden angewiesen, zwei Wochen vor der Therapie jodreiche Lebensmittel zu meiden und bestimmte Medikamente abzusetzen. Besondere Aufmerksamkeit erfordert die Behandlung während der Schwangerschaft [s112]. Hier sind Thyreostatika die erste Wahl, wobei einige Frauen mit Kinderwunsch sich auch für eine definitive Therapie mittels RAI oder Operation vor einer geplanten Schwangerschaft entscheiden. Dies vermeidet mögliche Risiken durch Medikamente während der Schwangerschaft. Bei subklinischer Hypothyreose wird eine Behandlung empfohlen, wenn der TSH-Wert über 10 mIU/L liegt oder bei Werten zwischen 5-10 mIU/L mit begleitenden Symptomen [s111]. Die Anfangsdosis liegt hier typischerweise bei 25-50 μg/Tag, mit dem Ziel, den TSH-Wert auf 1,0-3,0 mIU/L einzustellen. Innovative Therapieansätze entwickeln sich besonders im Bereich der Behandlung von Schilddrüsenkrebs [s114]. Bei schlecht differenzierten Tumoren, die keine

Radioisotope mehr aufnehmen können, werden neue Kombinationstherapien erforscht. Die Verwendung von Retinsäure zusammen mit Radioisotopen zeigt vielversprechende Ergebnisse, besonders bei jüngeren Patienten unter 45 Jahren. Ein interdisziplinärer Behandlungsansatz ist oft entscheidend für den Therapieerfolg [s115]. Dies gilt besonders bei komplexen Fällen oder wenn Patienten die Medikamente nicht oral einnehmen können. In solchen Situationen kann auf intravenöse Darreichungsformen zurückgegriffen werden. Regelmäßige Screening-Programme, besonders bei Risikogruppen wie Neugeborenen und Schwangeren, haben sich als kosteneffektiv erwiesen [s116]. Ein systematisches Monitoring ermöglicht die frühzeitige Erkennung und Behandlung von Schilddrüsenfunktionsstörungen, was langfristig sowohl die Behandlungsergebnisse verbessert als auch Kosten im Gesundheitssystem einspart.

Zusammenfassung - 3. 2. Stoffwechselstörungen

- Schilddrüsenerkrankungen betreffen bis zu 20% der älteren Frauen, während bei jungen Frauen die Rate bei 5% liegt.
- Die Hyperthyreose tritt bei etwa 1% der Bevölkerung auf und äußert sich durch Herzrasen und ungewollten Gewichtsverlust trotz guten Appetits.
- In Dänemark führte ein verpflichtendes Jodierungsprogramm zu einer Reduktion des Schilddrüsenvolumens und weniger Schilddrüsenknoten.
- 95% aller Schilddrüsenknoten sind gutartig und benötigen keine Behandlung.
- Das metabolische Syndrom betrifft 34,7% der US-Erwachsenen und 28,2% der koreanischen Bevölkerung.
- Menschen mit metabolischem Syndrom haben ein 21% höheres Risiko für subklinische Hypothyreose.
- Es existiert eine U-förmige Beziehung zwischen Urin-Jodkonzentration und metabolischen Störungen.
- Bei Hypothyreose beginnt die Therapie bei älteren Patienten mit niedrigerer Dosis und wird alle 6-8 Wochen angepasst.
- Die Chance auf dauerhafte Remission bei Hyperthyreose durch Thyreostatika liegt bei etwa 50%.
- Bei subklinischer Hypothyreose wird eine Behandlung ab TSH-Werten über 10 mIU/L empfohlen.
- Retinsäure kombiniert mit Radioisotopen zeigt vielversprechende Ergebnisse bei der Behandlung von schlecht differenziertem Schilddrüsenkrebs.

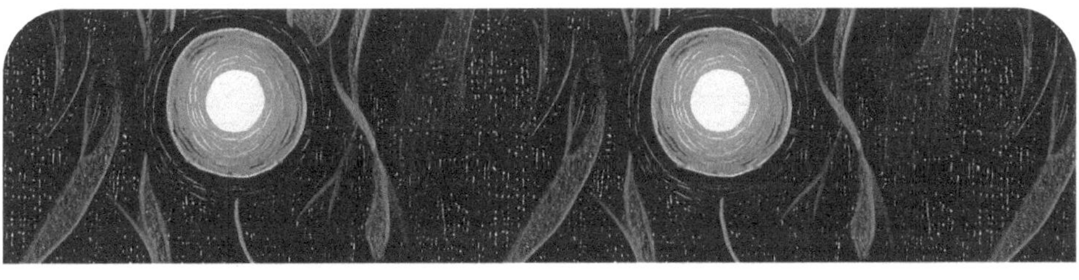

3. 3. Heilungsprozesse

Die Heilung des menschlichen Körpers gehört zu den faszinierendsten Prozessen der Natur. Doch wie können wir diese komplexen Vorgänge optimal unterstützen? Welche Rolle spielen dabei traditionelle und moderne Heilmittel? Diese Fragen gewinnen besondere Bedeutung, wenn wir die vielfältigen Einsatzmöglichkeiten von Jod in der Medizin betrachten. Die Wissenschaft hat in den letzten Jahrzehnten bemerkenswerte Erkenntnisse über die Wirkungsweise von Jod bei verschiedenen Heilungsprozessen gewonnen. Von der Wundheilung bis zur Geweberegeneration zeigen sich dabei überraschende Zusammenhänge zwischen der Jodversorgung und der Geschwindigkeit sowie Qualität der Heilung. Besonders interessant ist dabei die Frage, wie unterschiedliche Jodverbindungen auf zellulärer Ebene wirken und welche praktischen Konsequenzen sich daraus für die medizinische Behandlung ergeben. Die folgenden Abschnitte beleuchten die wissenschaftlichen Grundlagen und praktischen Anwendungsmöglichkeiten von Jod in verschiedenen Heilungsprozessen - Erkenntnisse, die sowohl für medizinische Fachkräfte als auch für interessierte Laien neue Perspektiven in der Behandlung eröffnen.

„Povidon-Jod zeigt keine bakterielle Resistenzbildung und verfügt über ein breites antimikrobielles Spektrum."

3. 3. 1. Wundheilung mit Jod

Die Wundheilung mit Jod, insbesondere in Form von povidonjod, hat sich als äußerst effektive Behandlungsmethode etabliert. Der komplexe Heilungsprozess, der zelluläre, physiologische und biochemische Vorgänge umfasst [s117], wird durch die Anwendung von Jod-Präparaten positiv beeinflusst. Povidon-Jod zeichnet sich durch ein breites antimikrobielles Spektrum aus und zeigt bemerkenswerterweise keine bakterielle Resistenzbildung [s118]. Bei der praktischen Anwendung hat sich gezeigt, dass verschiedene Konzentrationen unterschiedliche Wirkungen entfalten. Besonders hervorzuheben ist die 0,5-prozentige Lösung, die nachweislich die Wundheilung durch erhöhte Expression von TGF-β fördert und zur verbesserten Bildung von Granulationsgewebe führt [s119]. Im klinischen Alltag hat sich bewährt, dass die Anwendung von Povidon-Jod besonders bei exsudativen Wunden hochwirksam ist [s120]. Bei der Behandlung sollte beachtet werden, dass nach der Reinigung mit jodhaltigen Präparaten eine Spülung mit physiologischer Kochsalzlösung erfolgen sollte, um mögliche Gewebeschäden zu vermeiden [s118]. Dies ist besonders wichtig bei der Wundversorgung in der häuslichen Pflege oder in der Erste-Hilfe-Situation. Die Wirkungsweise von Povidon-Jod ist vielschichtig: Es fördert die neovaskularisation (Neubildung von Blutgefäßen) und unterstützt die reepithelialisierung [s121]. Praktisch bedeutet dies, dass Wunden schneller heilen können, selbst wenn keine offensichtliche Infektion vorliegt. Bei der Anwendung in der Praxis hat sich gezeigt, dass verschiedene Darreichungsformen unterschiedliche Vorteile bieten: Während Cremes (5%) die Heilungszeit verkürzen können, zeigen Salben (10%) nach einer anfänglichen Verzögerung eine beschleunigte Heilung in den folgenden Wochen [s118]. Ein besonders wichtiger Aspekt für die klinische Praxis ist die Fähigkeit von Povidon-Jod, Mikroorganismen einzufangen [s120]. Dies macht es zu einem wertvollen Werkzeug in der Behandlung chronischer Wunden, wo die Infektionsgefahr ein ständiges Risiko darstellt. Bei der Wundversorgung sollte darauf geachtet werden, dass der Verband regelmäßig gewechselt wird und die Wunde dabei auf Anzeichen von Komplikationen überprüft wird. Die molekularen Mechanismen der Wundheilung werden durch Povidon-Jod positiv beeinflusst: Es reduziert Interleukin-6-Spiegel, was zu einer Abschwächung der akuten Entzündungsreaktion führt [s119]. Für die praktische Anwendung bedeutet dies, dass die Behandlung nicht nur antiseptisch wirkt, sondern aktiv den Heilungsprozess unterstützt. Studien haben gezeigt, dass die Wundheilung in vier Phasen verläuft: Blutgerinnung, Entzündung, Bildung neuen Gewebes und Gewebeumbau [s117]. Povidon-Jod unterstützt diese Phasen, indem es die Myofibroblastenaktivität fördert, die für die Wundschließung essentiell ist [s119]. In der klinischen Praxis zeigt sich dies durch eine schnellere Wundkontraktion und verbesserte Bildung von Granulationsgewebe.

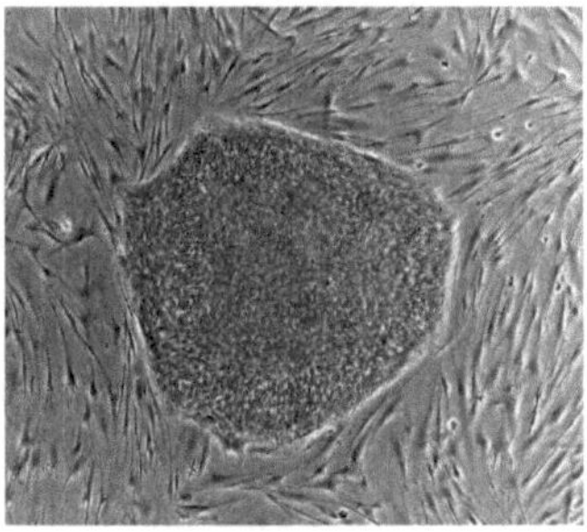

Fibroblasten [i19]

Besonders hervorzuheben ist, dass Povidon-Jod in bestimmten Konzentrationen nicht toxisch für menschliche Fibroblasten ist [s120]. Dies ist ein wichtiger Aspekt für die sichere Anwendung in der Wundversorgung. Bei der Behandlung chronischer Wunden sollte die Konzentration entsprechend der Wundsituation gewählt werden, wobei die Erfahrung zeigt, dass Konzentrationen zwischen 1% und 10% keine signifikanten Unterschiede in der Heilungsrate aufweisen [s118]. Die Wundheilung mit Jod hat sich als sicheres und effektives Verfahren etabliert [s122], das sowohl in der professionellen medizinischen Versorgung als auch in der häuslichen Wundpflege seinen Platz hat. Die Kombination aus antimikrobieller Wirkung und heilungsfördernden Eigenschaften macht es zu einem wertvollen Instrument in der modernen Wundversorgung.

Zusammenfassung - 3. 3. Heilungsprozesse

- Povidon-Jod zeigt keine bakterielle Resistenzbildung im Gegensatz zu vielen anderen antimikrobiellen Substanzen
- Eine 0,5-prozentige Povidon-Jod-Lösung fördert nachweislich die Wundheilung durch erhöhte Expression von TGF-β
- Die Substanz ist besonders bei exsudativen Wunden hochwirksam
- Povidon-Jod fördert aktiv die Neovaskularisation und unterstützt die Re-Epithelialisierung
- 10%-Salben zeigen nach anfänglicher Verzögerung eine beschleunigte Heilung in den Folgewochen
- Die Substanz reduziert Interleukin-6-Spiegel und schwächt damit die akute Entzündungsreaktion ab
- Povidon-Jod fördert die Myofibroblastenaktivität, die für die Wundschließung essentiell ist
- In bestimmten Konzentrationen zeigt sich keine Toxizität für menschliche Fibroblasten
- Konzentrationen zwischen 1% und 10% weisen keine signifikanten Unterschiede in der Heilungsrate auf

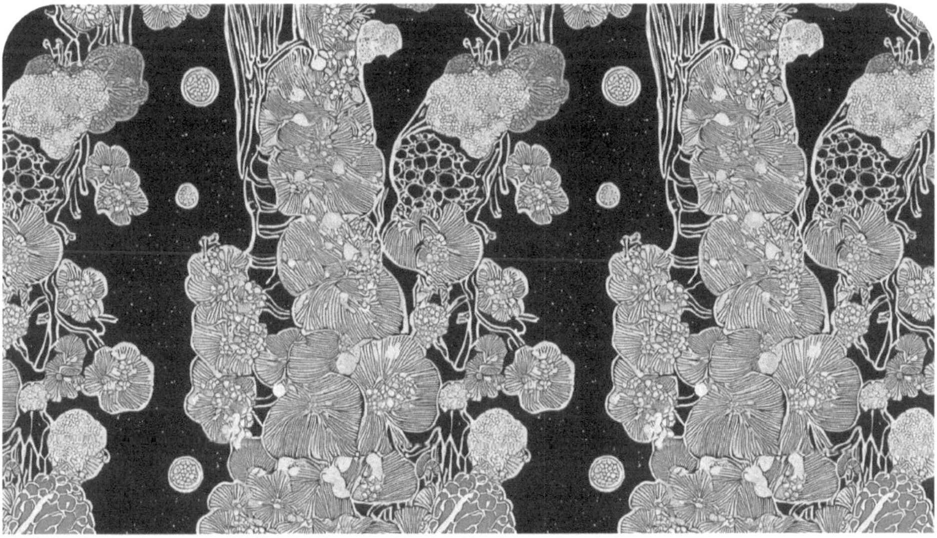

Rückblick - 3. Medizinische Indikationen

- Bakterielle Infektionen entwickeln zunehmend Antibiotikaresistenzen, besonders kritisch bei Biofilmen auf medizinischen Implantaten
- Etwa 5% aller Operationen werden von chirurgischen Wundinfektionen begleitet
- Povidon-Iod zeigt keine signifikante Resistenzentwicklung und wirkt effektiv gegen MRSA
- Iod-dotierte TiO2-Nanotuben auf Titanimplantaten weisen verbesserte antibakterielle Wirkung auf
- Eine 7%ige antiseptische Lösung reduziert Bakterien wie Klebsiella innerhalb von 15 Sekunden um mehr als 99,999%
- Die COVID-19-Pandemie verursachte über 468.000 Todesfälle bei 8,95 Millionen Infizierten
- Povidon-Iod wirkt nachweislich gegen Hepatitis A, Influenza sowie MERS und SARS Coronaviren
- Bei der adenoviralen Konjunktivitis ist eine Behandlung innerhalb der ersten vier Tage optimal
- Das metabolische Syndrom betrifft 34,7% der US-amerikanischen und 28,2% der koreanischen Erwachsenen
- Menschen mit metabolischem Syndrom haben ein 21% höheres Risiko für subklinische Hypothyreose
- Die Radiojodtherapie hat die Anzahl notwendiger Schilddrüsenoperationen deutlich reduziert
- 0,5-prozentige Povidon-Jod-Lösung fördert die Wundheilung durch erhöhte TGF-β Expression
- Povidon-Jod reduziert Interleukin-6-Spiegel und schwächt damit akute Entzündungsreaktionen ab
- Konzentrationen zwischen 1% und 10% zeigen keine signifikanten Unterschiede in der Heilungsrate
- Nach diesem Einblick in die medizinischen Grundlagen stellt sich die spannende Frage: Wie lassen sich diese wissenschaftlichen

Erkenntnisse in der täglichen Praxis optimal umsetzen?

4. Praktische Anwendung

Die praktische Anwendung von Jod in der Medizin wirft viele grundlegende Fragen auf: Wie lässt sich die optimale Dosierung für unterschiedliche Behandlungszwecke bestimmen? Welche Vorsichtsmaßnahmen müssen bei der Handhabung radioaktiver Jodpräparate beachtet werden? Und wie können Nebenwirkungen effektiv minimiert werden? Die sichere und effektive Anwendung von Jod erfordert fundiertes Wissen über Konzentrationsstufen, Darreichungsformen und zeitliche Abläufe. Dabei spielen nicht nur die unmittelbaren therapeutischen Effekte eine Rolle, sondern auch Aspekte wie Lagerung und Qualitätskontrolle. Besondere Aufmerksamkeit gilt den Kontraindikationen und möglichen Wechselwirkungen mit anderen Medikamenten. Die folgenden Ausführungen bieten einen systematischen Überblick über die wesentlichen Aspekte der praktischen Jodanwendung - von der korrekten Dosierung bis hin zu den erforderlichen Sicherheitsmaßnahmen. Dabei werden aktuelle Forschungsergebnisse und klinische Erfahrungen berücksichtigt, um eine bestmögliche Orientierung für die medizinische Praxis zu gewährleisten.

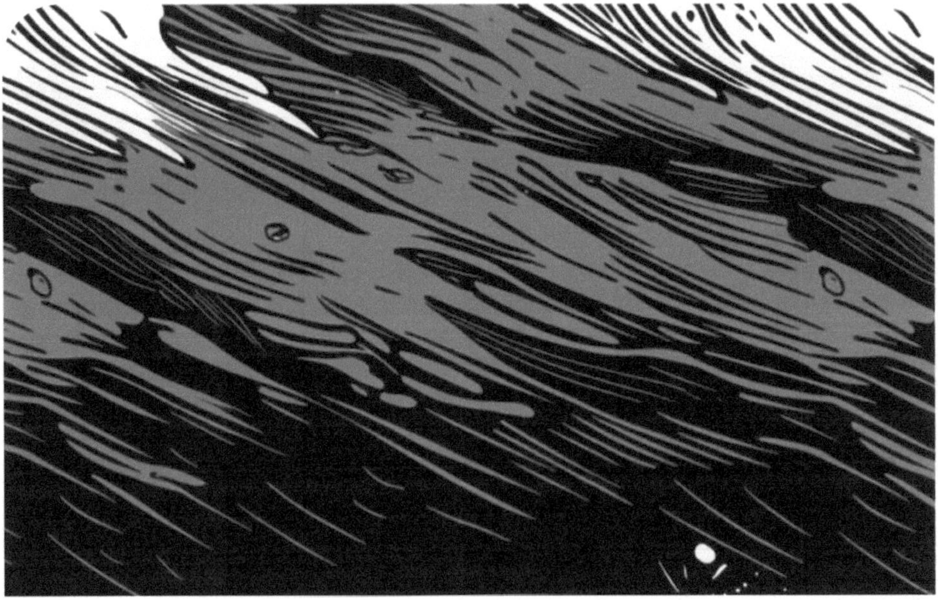

4. 1. Dosierung und Verabreichung

Die präzise Dosierung und korrekte Verabreichung von Jod in der medizinischen Anwendung wirft viele grundlegende Fragen auf: Welche Konzentrationsstufen sind für welche Behandlungszwecke optimal? Wie beeinflussen verschiedene Verabreichungsformen die Wirksamkeit? Welche zeitlichen Abstände müssen bei der Anwendung eingehalten werden? Die Komplexität der Jodtherapie zeigt sich besonders in der großen Bandbreite der Anwendungen - von der Schilddrüsenbehandlung über den Strahlenschutz bis hin zur äußeren Wundversorgung. Dabei spielt nicht nur die reine Menge des verabreichten Jods eine Rolle, sondern auch Faktoren wie der Zeitpunkt der Einnahme, die Darreichungsform und mögliche Wechselwirkungen mit anderen Substanzen. Die folgenden Ausführungen beleuchten die wissenschaftlichen Grundlagen und praktischen Aspekte der Joddosierung und -verabreichung, deren Kenntnis für eine sichere und effektive Behandlung unerlässlich ist.

„Bei der Einnahme von Levothyroxin ist der Zeitpunkt entscheidend - die Einnahme sollte 30-60 Minuten vor dem Frühstück oder 3-4 Stunden nach dem Abendessen auf nüchternen Magen erfolgen."

4. 1. 1. Konzentrationsstufen

Die Konzentrationsstufen von Jod in medizinischen Anwendungen variieren stark je nach Einsatzgebiet und Verabreichungsform. Bei der oralen Einnahme von Kaliumiodid zeigen Studien, dass 600 μg einer effektiven Jodmenge von 456 μg entsprechen [s123]. Dies ist besonders relevant für stillende Mütter, da sich die Jodkonzentration in der Brustmilch nach der Einnahme deutlich erhöht - mit einem medianen Anstieg von 280,5 μg/L und einem Höchstwert von 354 μg/L nach etwa 6 Stunden [s123]. Bei der Behandlung von Schilddrüsenunterfunktion (hypothyreose) mit levothyroxin sind die Dosierungen alters- und gewichtsabhängig präzise festgelegt. Erwachsene beginnen typischerweise mit 1,6 mcg/kg/Tag, wobei die Dosis alle 6-8 Wochen angepasst werden kann. Ältere Patienten oder Menschen mit Herzerkrankungen sollten mit einer niedrigeren Dosis von 25 mcg/Tag starten [s124]. Um die optimale Wirkung zu erzielen, sollte die Einnahme auf nüchternen Magen erfolgen - mindestens 30-60 Minuten vor dem Frühstück oder 3-4 Stunden nach dem Abendessen. In der Nuklearmedizin und beim Strahlenschutz spielt Kaliumiodid (KI) eine wichtige Rolle. Die Timing-abhängige Wirksamkeit zeigt sich darin, dass KI idealerweise vor einer möglichen Exposition mit radioaktivem Jod eingenommen werden sollte. Bei Einnahme innerhalb von 1-2 Stunden nach der Exposition können noch über 90% der radioaktiven Jodaufnahme durch die Schilddrüse blockiert werden [s125]. Da die Schutzwirkung etwa 24 Stunden anhält, kann bei anhaltender Gefährdung eine wiederholte Einnahme notwendig sein. In der diagnostischen Bildgebung werden unterschiedliche Jodkonzentrationen bei Kontrastmitteln eingesetzt. Moderne Protokolle ermöglichen eine Reduktion der Jodkonzentration von 525 mgI/kg auf 300 mgI/kg, ohne die Bildqualität zu beeinträchtigen [s126]. Dies ist ein wichtiger Fortschritt, da dadurch die Jodbelastung für den Patienten reduziert werden kann, während gleichzeitig die diagnostische Qualität durch verbesserte Bildgebungstechnologien sogar gesteigert wird. Interessante Erkenntnisse liefern auch Studien zur Jodkonzentration in der Tierhaltung, speziell bei Milchkühen. Bei einer Supplementierung von 0,5-1,5 mg Jod pro kg Trockenmasse wird ein optimaler Jodgehalt von 100-300 μg pro Liter Milch erreicht [s127]. Dies ist besonders relevant für die menschliche Ernährung, da Milch und Milchprodukte wichtige Jodquellen darstellen. Die Forschung zeigt auch, dass zu hohe Joddosierungen problematisch sein können. In Studien mit verschiedenen Dosierungsgruppen wurde beobachtet, dass höhere Joddosen zu subklinischer Hypothyreose führen können [s128]. Dies unterstreicht die Wichtigkeit einer sorgfältigen Dosierung und regelmäßigen Überwachung der Jodaufnahme. Für die praktische Anwendung bedeutet dies, dass Patienten ihre verschriebenen Jodpräparate exakt nach Anweisung einnehmen sollten. Bei Levothyroxin ist beispielsweise der Einnahmezeitpunkt morgens auf nüchternen Magen entscheidend für die optimale Aufnahme. Auch sollten Nahrungsergänzungsmittel mit Jod nicht eigenständig dosiert werden, da die Gesamtjodaufnahme aus allen Quellen berücksichtigt werden muss, um Über- oder Unterdosierungen zu vermeiden.

4. 1. 2. Anwendungsformen

Medizinisches Jod wird in verschiedenen Formen und über unterschiedliche Verabreichungswege angewendet, wobei die Wahl der Anwendungsform von der spezifischen medizinischen Indikation abhängt. Bei der Radioiodtherapie erfolgt die Verabreichung oral in Form einer kleinen Kapsel oder Flüssigkeit, die das radioaktive Jod (I-131) enthält [s129]. Diese Therapieform erfordert besondere Vorbereitungen: Patienten müssen nüchtern sein und dürfen nach Mitternacht am Behandlungstag nichts mehr essen oder trinken [s129]. Die Radioiodtherapie wird in spezialisierten nuklearmedizinischen Einrichtungen durchgeführt, wobei die Gesamtdosis individuell berechnet wird. In manchen Fällen wird eine Gesamtdosis von 70 mCi Iod-131 auf zwei Verabreichungen aufgeteilt [s130]. Die Wirkung entwickelt sich graduell über einen Zeitraum von ein bis drei Monaten [s129]. Besonders wichtig sind die Verhaltensregeln nach der Therapie: Patienten müssen engen Kontakt mit anderen Menschen, insbesondere Schwangeren und Kindern, für mehrere Tage vermeiden. Die Ausscheidung des nicht absorbierten radioaktiven Jods erfolgt hauptsächlich in den ersten 48 Stunden über den Urin [s129]. Für den Strahlenschutz wird Kaliumiodid (KI) präventiv eingesetzt. Die Timing-abhängige Verabreichung ist hier entscheidend - die Einnahme sollte idealerweise vor einer möglichen Exposition mit radioaktivem Jod erfolgen [s131]. Bei anhaltender Gefährdung kann eine wiederholte Einnahme über 7-14 Tage notwendig sein, wobei die Dosierung nach Alter und Körpergewicht angepasst wird [s131]. Die therapeutische Anwendung von radioaktivem Jod erfordert eine sorgfältige Vorbereitung und Planung. Ein Facharzt muss jeden Patienten individuell evaluieren und spezifische Anweisungen basierend auf Diagnose, Alter und Begleiterkrankungen geben [s132]. Die dosimetrie spielt eine wichtige Rolle: Sie kann sowohl vor der Therapie zur Bestimmung der erforderlichen Aktivität als auch nach der Therapie zur Evaluation der absorbierten Energiedosis durchgeführt werden [s132].

Praktische Verhaltensregeln für Patienten nach einer Radioiodtherapie umfassen:
- Nutzung einer separaten Toilette
- Tägliches Waschen von Bettwäsche und Handtüchern
- Gründliches Händewaschen nach jedem Toilettengang
- Vermeidung von öffentlichen Verkehrsmitteln in den ersten Tagen
- Führen eines Abstands-Protokolls zu anderen Personen

Die Wirksamkeit der Therapie wird durch vorherige Tests der Radioiodinaufnahme überprüft, wobei mindestens drei Messungen erforderlich sind [s132]. Bei der Dosisberechnung ist die genaue Bestimmung der Masse des Zielgewebes entscheidend, da die erforderliche Aktivität linear von der Gewebemasse abhängt [s132]. Besondere Aufmerksamkeit gilt schwangeren Frauen und Neugeborenen bei der prophylaktischen KI-Gabe im Strahlenschutz. Sie werden bei der Verteilung priorisiert behandelt, da die Schilddrüsenfunktion in diesen Entwicklungsphasen besonders sensibel auf Jod reagiert [s131]. Die Verabreichung muss hier unter strenger ärztlicher Überwachung erfolgen.

4. 1. 3. Zeitliche Abstände

Die zeitlichen Abstände bei der Verabreichung von Jod in der Medizin sind von entscheidender Bedeutung für den Therapieerfolg. Bei der Radiojodtherapie müssen verschiedene Medikamente in spezifischen Zeitabständen pausiert werden: Antithyroidmedikamente sind mindestens 3 Tage vor der Therapie abzusetzen und können 2-3 Tage danach wieder aufgenommen werden [s133]. Schilddrüsenhormone erfordern längere Pausenzeiten - T3 muss mindestens 2 Wochen, T4 sogar 4-6 Wochen vor der Behandlung abgesetzt werden, um einen ausreichenden TSH-Anstieg zu gewährleisten [s133]. Die Wirkungsentwicklung nach einer Radiojodtherapie verläuft graduell. Studien zeigen eine durchschnittliche Reaktionszeit von 110,2 Tagen, wobei 25% der Patienten nach 61 Tagen, 50% nach 84 Tagen und 75% nach 118 Tagen ansprechen [s134]. Bei der Nachsorge ist zu beachten, dass ein Therapieversagen bei der Mehrheit der betroffenen Patienten (76,2%) innerhalb des ersten Jahres dokumentiert wird [s134]. Bei der Verwendung von jodhaltigen Kontrastmitteln sind die Zeitabstände zwischen verschiedenen Untersuchungen sorgfältig zu planen. Bei Patienten mit normaler Nierenfunktion beträgt die optimale Wartezeit zwischen aufeinanderfolgenden Kontrastmittelgaben 12 Stunden, mindestens jedoch 4 Stunden [s135]. Dies basiert auf den Eliminationshalbwertszeiten von 1,8-2,3 Stunden bei normaler Nierenfunktion. Ein praktisches Beispiel: Ein Patient, der morgens ein Kontrastmittel-CT hatte, sollte idealerweise erst am nächsten Morgen eine weitere Kontrastmitteluntersuchung erhalten. Bei eingeschränkter Nierenfunktion verlängern sich diese Zeiträume erheblich: Bei moderater Niereninsuffizienz (eGFR 30-60 mL/min/1,73 m^2) steigt die Eliminationshalbwertszeit auf bis zu 7 Stunden, was eine Wartezeit von 42 Stunden für die vollständige Elimination erforderlich macht [s135]. Bei schwerer Niereninsuffizienz können sogar bis zu 7 Tage notwendig sein [s135]. Für die Hydration als präventive Maßnahme gegen Kontrastmittel-induzierte Nierenschäden empfehlen die Richtlinien Zeiträume von 1 bis 12 Stunden vor und nach der Kontrastmittelgabe [s136]. Ein praktisches Hydrationsprotokoll könnte wie folgt aussehen: Der Patient beginnt 6 Stunden vor der Untersuchung mit der verstärkten Flüssigkeitsaufnahme und setzt diese bis 6 Stunden danach fort. Bei der diagnostischen Bildgebung mit radioaktivem Jod sind präzise Zeitabstände einzuhalten. Quantitative

PET-Scans werden typischerweise nach 24, 48, 72 und 120 Stunden durchgeführt [s137]. Dabei hat sich gezeigt, dass der SUVmax-Wert nach 48 Stunden der beste Prädiktor für die Strahlendosis ist [s137]. Für Frauen im gebärfähigen Alter gelten besondere Wartezeiten nach einer Radiojodtherapie: Bei Hyperthyreose sollte mindestens 6 Monate, bei Schilddrüsenkrebs mindestens 12 Monate mit einer Schwangerschaft gewartet werden [s133]. Diese Zeiträume sind unbedingt einzuhalten, um mögliche Schädigungen des Ungeborenen zu vermeiden. Die praktische Durchführung einer Schilddrüsenszintigraphie folgt einem präzisen Zeitplan: Nach einem 30-minütigen Ersttermin für Aufklärung und Dosierung erfolgt nach 24-28 Stunden die Aufnahme-Messung, gefolgt von der Bildgebung [s138]. Bei der Verwendung von Tc-99m-Pertechnetat muss nach der Verabreichung eine 15-minütige Wartezeit vor der Bildgebung eingehalten werden [s138].

Glossar

Antithyroidmedikamente
Medikamente, die die übermäßige Produktion von Schilddrüsenhormonen hemmen, indem sie die Jodaufnahme in der Schilddrüse blockieren

eGFR
Geschätzte glomeruläre Filtrationsrate - ein Wert zur Beurteilung der Nierenfunktion, der die Filterleistung der Nieren angibt

SUVmax-Wert
Standardisierter Aufnahmewert, der die höchste Konzentration eines Radiopharmakons in einem bestimmten Gewebebereich angibt

4. 1. 4. Jodlösungen und deren Anwendung

Jodlösungen finden in der Medizin vielfältige Anwendung, wobei die Wirksamkeit stark von der jeweiligen Formulierung und Anwendungsart abhängt. Molekulares Jod spielt dabei eine zentrale Rolle als Antiseptikum, da es effektiv in die Zellwände von Mikroorganismen eindringt [s139]. Die Herausforderung bei der Formulierung liegt in der geringen Stabilität des molekularen Jods in wässrigen Lösungen, weshalb moderne Präparate oft als emolliente topische Formulierungen entwickelt werden [s139]. Bei der äußeren Anwendung zeigt sich ein interessanter Effekt: Die Verdünnung bestimmter Jodformulierungen kann die aktive Konzentration des molekularen Jods erhöhen, was paradoxerweise zu einer verbesserten antiseptischen Wirkung bei gleichzeitig reduzierter Toxizität führt [s139]. Dies ist besonders relevant für die klinische Praxis, wo eine optimale Balance zwischen Wirksamkeit und Verträglichkeit angestrebt wird. Bei der Anwendung auf der Haut erfolgt eine langsame, kontinuierliche Freisetzung über mehrere Stunden, was die antimikrobielle Wirkung verlängert und die Wundheilung unterstützt [s139]. Ein faszinierender Aspekt ist die Wirkung von topisch angewendeter Jodtinktur auf die Schilddrüsenfunktion. Studien haben gezeigt, dass die Applikation auf der Bauchhaut die Aufnahme von radioaktivem Jod durch die Schilddrüse um etwa 82% reduzieren kann [s140]. Diese Erkenntnis ist besonders relevant für Situationen, in denen eine orale Jodprophylaxe nicht möglich ist. Allerdings variiert die Effektivität zwischen verschiedenen Individuen und hängt von Faktoren wie der aufgetragenen Menge und der Anwendungsstelle ab [s140]. Im Bereich der HNO-Medizin werden Jodlösungen erfolgreich zur Behandlung von Halsschmerzen eingesetzt [s141]. Dabei ist die korrekte Anwendung entscheidend: Die Lösung sollte nach dem Gurgeln ausgespuckt und nicht verschluckt werden. Die Behandlung kann mehrmals täglich erfolgen, wobei bei Kindern unter einem bestimmten Alter besondere Vorsicht geboten ist [s141]. Besonders interessant ist der Einsatz von Jodlösungen bei Ohrinfektionen, wo sie als kostengünstige antimykotische Option vor allem in Entwicklungsländern zum Einsatz kommen [s142]. Der Behandlungserfolg wird dabei anhand der Trockenheit des Gehörgangs beurteilt, wobei drei Reaktionsstufen unterschieden werden: von der optimalen Reaktion mit trockenem Gehörgang über eine teilweise Reaktion mit leichtem Ausfluss bis hin zu keiner Reaktion bei anhaltender

Übersekretion [s142].

Für die praktische Anwendung ergeben sich folgende wichtige Handlungsempfehlungen:
- Bei der Gurgel-Anwendung sollte die Lösung mindestens 30 Sekunden im Mund behalten werden
- Die Anwendung auf Wunden sollte mit sterilen Materialien erfolgen
- Bei der Ohranwendung ist auf eine korrekte Kopfhaltung zu achten
- Nach jeder Anwendung sollten die behandelten Stellen sorgfältig getrocknet werden
- Bei der Hautanwendung sollte die behandelte Stelle nicht sofort bedeckt werden

Die entzündungshemmenden Eigenschaften des molekularen Jods [s139] machen es zu einem wertvollen Therapeutikum in der Wundversorgung. Dabei ist die richtige Konzentration entscheidend für den Behandlungserfolg. In der Praxis hat sich bewährt, die Anwendung zunächst an einer kleinen Stelle zu testen und die Behandlung bei guter Verträglichkeit fortzusetzen.

Glossar

antimykotisch
Gegen Pilze und Pilzinfektionen wirkende Eigenschaft eines Medikaments oder einer Substanz

Antiseptikum
Ein Mittel zur Abtötung oder Hemmung von Krankheitserregern auf lebendem Gewebe wie Haut oder Schleimhäuten

emollient
Hautpflegende und weichmachende Eigenschaften von Substanzen, die die Haut geschmeidig machen und vor Austrocknung schützen

Zusammenfassung - 4. 1. Dosierung und Verabreichung

- Die Jodkonzentration in der Brustmilch steigt nach Kaliumiodid-Einnahme auf 354 μg/L nach 6 Stunden
- Bei Levothyroxin-Therapie beginnen Erwachsene mit 1,6 mcg/kg/Tag, während ältere Patienten mit 25 mcg/Tag starten
- Kaliumiodid blockiert über 90% der radioaktiven Jodaufnahme bei Einnahme 1-2 Stunden nach Exposition
- Moderne Kontrastmittel-Protokolle reduzieren die Jodkonzentration von 525 auf 300 mgI/kg ohne Qualitätsverlust
- Bei Milchkühen führt eine Supplementierung von 0,5-1,5 mg Jod/kg zu optimalem Milch-Jodgehalt von 100-300 μg/L
- Die Radioiodtherapie zeigt eine durchschnittliche Reaktionszeit von 110,2 Tagen
- Bei normaler Nierenfunktion beträgt die Eliminationshalbwertszeit von Kontrastmitteln 1,8-2,3 Stunden
- Bei moderater Niereninsuffizienz steigt die Eliminationshalbwertszeit auf bis zu 7 Stunden
- Nach Radiojodtherapie bei Schilddrüsenkrebs muss 12 Monate mit einer Schwangerschaft gewartet werden
- Die Verdünnung bestimmter Jodformulierungen kann paradoxerweise zu verbesserter antiseptischer Wirkung führen
- Jodtinktur auf der Bauchhaut reduziert die Aufnahme von radioaktivem Jod um 82%

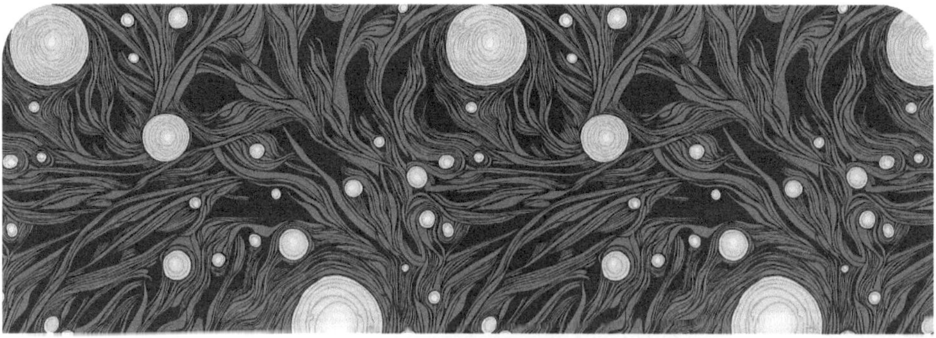

4. 2. Sicherheitsaspekte

Die medizinische Anwendung von Jod erfordert ein hohes Maß an Sorgfalt und Sachkenntnis. Wie können Risiken bei der Jodtherapie minimiert werden? Welche Personengruppen müssen besonders vorsichtig sein? Und welche Wechselwirkungen können mit anderen Medikamenten auftreten? Die Bandbreite möglicher Nebenwirkungen reicht von leichten Beschwerden bis hin zu schwerwiegenden Komplikationen. Dabei spielen nicht nur die Dosierung und Darreichungsform eine wichtige Rolle, sondern auch individuelle Faktoren wie Vorerkrankungen oder genetische Prädispositionen. Eine gründliche Kenntnis der Sicherheitsaspekte ist für Behandelnde und Patienten gleichermaßen wichtig - sie bildet die Grundlage für eine erfolgreiche und risikoarme Therapie. Die folgenden Abschnitte beleuchten die wesentlichen Aspekte, die für einen sicheren Umgang mit Jod in der medizinischen Anwendung beachtet werden müssen.

„Bei Schwangerschaft und Stillzeit ist die Radioiodtherapie strikt verboten, da radioaktive Substanzen die Schilddrüse des ungeborenen Kindes schädigen können und bei stillenden Müttern die Gefahr besteht, dass radioaktives Material über die Muttermilch an den Säugling weitergegeben wird."

4. 2. 1. Kontraindikationen

Bei der medizinischen Anwendung von Jod müssen verschiedene Kontraindikationen streng beachtet werden, um die Sicherheit der Patienten zu gewährleisten. Besonders kritisch ist die Anwendung bei bestimmten Personengruppen und unter spezifischen gesundheitlichen Bedingungen. Eine absolute Kontraindikation besteht bei Schwangerschaft und Stillzeit [s143] [s144]. Die Radioiodtherapie ist in diesen Fällen strikt verboten, da radioaktive Substanzen die Schilddrüse des ungeborenen Kindes schädigen können. Bei stillenden Müttern besteht zudem die Gefahr, dass radioaktives Material über die Muttermilch an den Säugling weitergegeben wird. Aus diesem Grund wird vor jeder Behandlung bei Frauen im gebärfähigen Alter ein Schwangerschaftstest innerhalb von 24 Stunden vor der Verabreichung durchgeführt [s143]. Nach einer Jodtherapie müssen sowohl Frauen als auch Männer bestimmte Verhütungszeiten einhalten. Frauen sollten für 6 bis 12 Monate nach der Behandlung eine Schwangerschaft vermeiden [s145]. Bei Männern kann die Behandlung zu einer temporären Verringerung der Spermienzahl und Unfruchtbarkeit für etwa zwei Jahre führen [s144]. Daher wird auch ihnen empfohlen, mindestens 6 Monate nach der Therapie eine Zeugung zu vermeiden [s145]. Besondere Vorsicht ist bei Patienten mit bekannter Jodempfindlichkeit geboten [s146]. Dies gilt auch für Menschen mit spezifischen Hauterkrankungen wie Dermatitis herpetiformis und hypokomplementämischer Vaskulitis. Patienten mit diesen Erkrankungen sollten Kaliumiodid (KI) grundsätzlich vermeiden. Bei Schilddrüsenerkrankungen wie multinodulärem Kropf, Morbus Basedow und Autoimmunthyreoiditis ist besondere Vorsicht geboten [s146]. Diese Patienten sollten, insbesondere bei längerer Behandlungsdauer, engmaschig überwacht werden. In seltenen Fällen kann die Therapie zu einer schweren Form der Schilddrüsenüberfunktion führen [s145]. Ein erhöhtes Risiko besteht auch bei Patienten mit einer Vorgeschichte von Reaktionen auf iodhaltige Kontrastmittel [s147]. Studien zeigen, dass diese Patienten ein etwa fünfmal höheres Risiko für erneute Reaktionen haben [s148]. Auch Asthmatiker weisen ein erhöhtes Risiko für allergische Reaktionen auf [s147]. Besondere Aufmerksamkeit erfordern Patienten mit Nierenfunktionsstörungen, da sie ein erhöhtes Risiko für eine temporäre Verschlechterung der Nierenfunktion nach der Verabreichung von iodhaltigen Kontrastmitteln aufweisen [s147]. Diabetiker, die Metformin einnehmen, sollten vor der Anwendung von iodhaltigen Kontrastmitteln ihre Nierenfunktion überprüfen lassen. Bei Patienten mit Myasthenia gravis ist die Anwendung von Kontrastmitteln umstritten [s148], da es zu einer vorübergehenden Verschlechterung der Muskelschwäche kommen kann [s147]. Die Beziehung zwischen Kontrastmitteln und Myasthenie ist jedoch nicht eindeutig geklärt. Zu den möglichen Komplikationen einer Jodtherapie gehören sowohl frühe als auch späte Nebenwirkungen [s149]. Zu den frühen Komplikationen zählen Magen-Darm-Beschwerden, Strahlenthyreoiditis, Sialadenitis/Xerostomie (Mundtrockenheit), Knochenmarkssuppression, Schädigung der Keimdrüsen, trockene Augen und Verstopfung der Tränenwege. Langfristige Komplikationen können sekundäre Krebserkrankungen, Lungenfibrose, dauerhafte Knochenmarkssuppression und genetische Effekte umfassen. Um das Risiko von unerwünschten Reaktionen zu minimieren, ist eine sorgfältige Patientenevaluation vor der Behandlung unerlässlich [s150]. Dabei muss auch die vorherige Verwendung jodhaltiger Substanzen berücksichtigt werden, da diese die Wirksamkeit der Therapie beeinträchtigen können.

Glossar

Lungenfibrose
Eine chronische Erkrankung, bei der sich Bindegewebe in der Lunge vermehrt und das normale Lungengewebe ersetzt

Myasthenia gravis
Eine Autoimmunerkrankung, die die Übertragung von Nervenimpulsen auf die Muskeln stört und zu Muskelschwäche führt

Sialadenitis
Eine Entzündung der Speicheldrüsen, die durch verschiedene Ursachen ausgelöst werden kann und sich durch Schwellungen und Schmerzen im Mundbereich äußert

Strahlenthyreoiditis
Eine strahlenbedingte Entzündung der Schilddrüse, die zu vorübergehenden Funktionsstörungen führen kann

Xerostomie
Ein Zustand krankhaft verminderter Speichelproduktion, der zu Beschwerden beim Sprechen, Kauen und Schlucken führen kann

4. 2. 2. Nebenwirkungen

Die medizinische Anwendung von Jod kann verschiedene Nebenwirkungen hervorrufen, deren Art und Schwere von der Darreichungsform, Dosis und individuellen Faktoren abhängen. Ein grundlegendes Verständnis dieser möglichen Nebenwirkungen ist wichtig für Patienten und medizinisches Personal. Bei der oralen Einnahme von Jodpräparaten können gastrointestinale Beschwerden auftreten. Typische Symptome des sogenannten Jodismus umfassen einen metallischen Geschmack, brennende Empfindungen in Mund und Rachen sowie Zahnfleischbeschwerden. Auch Magenbeschwerden und Durchfall können auftreten [s151]. Um diese Nebenwirkungen zu minimieren, wird empfohlen, Jodpräparate mit den Mahlzeiten einzunehmen und ausreichend Flüssigkeit zu sich zu nehmen. Ein besonders wichtiger Aspekt ist der Wolff-Chaikoff-Effekt, der bei übermäßiger Jodaufnahme auftreten kann. Dieser Mechanismus führt zu einer vorübergehenden Hemmung der Schilddrüsenhormonproduktion [s152]. Während gesunde Menschen diesen Effekt normalerweise gut kompensieren können, kann er bei bestimmten Risikogruppen problematisch sein. Ein dokumentierter Fall zeigt beispielsweise, dass übermäßige Jodeinnahme während der Schwangerschaft zur Entwicklung eines Kropfes beim Neugeborenen führen kann [s152]. In Regionen mit bestehendem Jodmangel muss besondere Vorsicht walten. Eine plötzliche Erhöhung der Jodaufnahme kann hier eine jodinduzierte hyperthyreose auslösen [s153]. Experten empfehlen daher eine schrittweise Anpassung der Jodzufuhr. Bei Erwachsenen in jodreichen Gebieten sollte die tägliche Aufnahme 1.100 μg nicht überschreiten, da sonst das Risiko für Schilddrüsenerkrankungen steigt [s153]. Bei der Verwendung von jodhaltigen Kontrastmitteln in der Diagnostik sind allergische Reaktionen zwar selten geworden, müssen aber dennoch beachtet werden [s154]. Patienten, die Beta-Blocker einnehmen, können ein erhöhtes Risiko für Kontrastmittelreaktionen aufweisen. In solchen Fällen kann eine vorbeugende Behandlung mit Kortikosteroiden das Risiko allergischer Reaktionen reduzieren [s154]. Allerdings können trotz dieser Vorsichtsmaßnahmen sogenannte Durchbruchreaktionen auftreten, besonders bei Patienten mit entsprechender Vorgeschichte. Studien mit Kaliumiodid in Kombination mit anderen Substanzen haben gezeigt, dass bei bis zu 12% der Patienten eine hypothyreose auftreten kann [s155]. Diese Nebenwirkung tritt meist kurz nach Behandlungsbeginn auf und erfordert eine engmaschige

Überwachung der Schilddrüsenfunktion. Langzeitstudien zur wiederholten Jodverabreichung haben interessanterweise gezeigt, dass bei korrekter Dosierung keine signifikanten Schäden an der Schilddrüsenstruktur oder -funktion auftreten [s156]. Dies gilt allerdings nur für gesunde Personen und bei Einhaltung der empfohlenen Dosierung über einen begrenzten Zeitraum.

Um Nebenwirkungen zu minimieren, sollten folgende praktische Maßnahmen beachtet werden:
- Regelmäßige Kontrolle der Schilddrüsenwerte, besonders bei Risikopatienten
- Einnahme von Jodpräparaten zu den Mahlzeiten
- Sofortige ärztliche Konsultation bei Anzeichen allergischer Reaktionen
- Genaue Dokumentation der täglichen Jodaufnahme, besonders bei Verwendung von Nahrungsergänzungsmitteln
- Besondere Vorsicht bei gleichzeitiger Einnahme von Beta-Blockern oder anderen Medikamenten

Bei Schwangeren ist besondere Vorsicht geboten, da Änderungen in der Jodversorgung das Risiko für Komplikationen erhöhen können [s157]. Eine engmaschige Überwachung und individuelle Anpassung der Dosierung sind hier unerlässlich.

Zusammenfassung - 4. 2. Sicherheitsaspekte

- Radioaktives Jod kann die Schilddrüse ungeborener Kinder schädigen und wird über die Muttermilch weitergegeben
- Nach Jodtherapie müssen Männer 6 Monate und Frauen 6-12 Monate Verhütung praktizieren
- Bei Männern kann die Behandlung zu zweijähriger Unfruchtbarkeit führen
- Patienten mit Kontrastmittel-Reaktionen haben ein 5-fach erhöhtes Risiko für erneute Reaktionen
- Der Wolff-Chaikoff-Effekt hemmt vorübergehend die Schilddrüsenhormonproduktion bei übermäßiger Jodaufnahme
- In Jodmangelgebieten kann plötzliche Joderhöhung eine Hyperthyreose auslösen
- Die tägliche Jodaufnahme sollte 1.100 μg nicht überschreiten in jodreichen Gebieten
- Beta-Blocker erhöhen das Risiko für Kontrastmittelreaktionen
- Bei Kaliumiodid-Kombinationstherapie entwickeln bis zu 12% der Patienten eine Hypothyreose
- Mögliche Spätkomplikationen umfassen Lungenfibrose und dauerhafte Knochenmarkssuppression
- Bei Myasthenia gravis können Kontrastmittel die Muskelschwäche verschlimmern

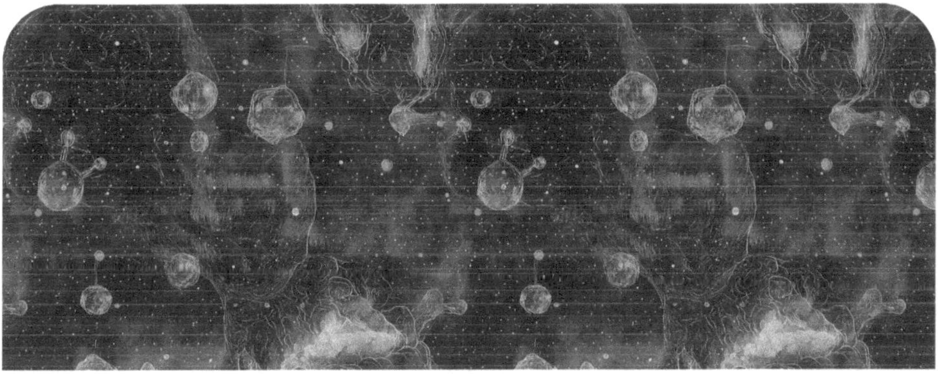

4. 3. Qualitätssicherung

Die Qualitätssicherung bei der medizinischen Anwendung von Jod stellt Fachpersonal und Einrichtungen vor komplexe Herausforderungen. Wie lässt sich die Stabilität jodhaltiger Präparate über längere Zeiträume gewährleisten? Welche Kontrollmechanismen sind erforderlich, um die Sicherheit und Wirksamkeit der Produkte zu garantieren? Diese Fragen gewinnen besonders an Bedeutung, wenn man die vielfältigen Einflussfaktoren wie Temperatur, Licht und Luftfeuchtigkeit berücksichtigt. Die sachgerechte Lagerung und regelmäßige Qualitätskontrollen bilden das Fundament einer zuverlässigen Jodtherapie. Von der korrekten Handhabung steriler Zubereitungen bis hin zur präzisen Überwachung radioaktiver Jodpräparate – jeder Aspekt erfordert spezifische Maßnahmen und dokumentierte Prozesse. Die folgenden Ausführungen zeigen detailliert, wie Sie durch systematische Qualitätssicherung optimale Behandlungsergebnisse erzielen können.

> *„Die Qualitätskontrolle bei medizinischen Jodpräparaten erfordert regelmäßige analytische Überprüfungen mittels UV-Vis-Spektrophotometrie, wobei die Ergebnisse in standardisierten Kontrollkarten dokumentiert werden.“*

4. 3. 1. Lagerung

Die sachgerechte Lagerung von medizinischem Jod und jodhaltigen Präparaten ist ein essentieller Bestandteil der Qualitätssicherung. Verschiedene Faktoren wie Temperatur, Luftfeuchtigkeit, Lichteinwirkung und Verpackungsmaterial beeinflussen maßgeblich die Stabilität und Wirksamkeit der Produkte [s158]. Bei der Lagerung von verdünnten Jodlösungen ist besondere Vorsicht geboten. Diese erfordern niedrigere Lagertemperaturen, um ihre Haltbarkeit zu gewährleisten [s159]. In der Praxis hat sich bewährt, verdünnte Lösungen in speziellen Kunststoffbehältern aufzubewahren, die ohne zusätzliche Stabilisatoren eine verbesserte Haltbarkeit ermöglichen. Bei der Verwendung von weichen Kunststoffflaschen wurden Stabilitätsprobleme durch die gezielte Zugabe von Stabilisatoren erfolgreich behoben [s159]. Für jodierte Salze wurden umfangreiche Stabilitätsstudien durchgeführt. Besonders aufschlussreich sind die Ergebnisse bei Lagerung unter kontrollierten Bedingungen von 40 Grad Celsius und 60% relativer Luftfeuchtigkeit [s160]. Ein wichtiger praktischer Hinweis für Endverbraucher: Jodiertes Salz sollte zu Hause nicht länger als 2 Monate gelagert werden, um einen optimalen Jodgehalt sicherzustellen. Dabei zeigt sich deutlich, dass verpacktes jodiertes Salz gegenüber unverpacktem Salz Vorteile bezüglich der Jodstabilität aufweist [s161]. Bei der Lagerung steriler Zubereitungen spielen die sogenannten "Beyond-Use-Dates" (BUDs) eine zentrale Rolle. Diese definieren den maximalen Zeitraum, in dem eine Zubereitung sicher verwendet werden kann, bevor Risiken durch physikalische, chemische oder mikrobielle Veränderungen auftreten können [s162]. Für die Festlegung der BUDs werden verschiedene Faktoren berücksichtigt, darunter die Art der aseptischen Verarbeitung, Sterilisationsmethoden und spezifische Lagerbedingungen. Eine Verlängerung der vorgegebenen BUDs ist nur unter zusätzlichen qualitätssichernden Maßnahmen möglich [s162]. Bei ophthalmischen Zubereitungen ist die Lagerstabilität eng mit dem pH-Wert verknüpft. Studien haben gezeigt, dass ein pH-Wert von 7,0 optimal ist, um sowohl die antibakterielle Wirksamkeit als auch die Lagerstabilität über einen Zeitraum von 30 Tagen bei Raumtemperatur (20-25°C) zu gewährleisten [s163]. In der praktischen Anwendung empfiehlt es sich daher, regelmäßige pH-Kontrollen durchzuführen und die Lagertemperatur zu überwachen. Besondere Aufmerksamkeit erfordern radioaktive Jodpräparate. Diese müssen unter Kühlschrankbedingungen und zwingend lichtgeschützt gelagert werden [s164]. Die radiochemische Reinheit unterliegt während der Lagerung signifikanten Veränderungen, wobei der Gehalt an freiem Jodid kritisch zu überwachen ist. In der Praxis hat sich bewährt, regelmäßige Kontrollen der radiochemischen Reinheit durchzuführen und die Präparate in speziellen, lichtundurchlässigen Behältern aufzubewahren. Für alle Lagerungsaspekte gilt: Eine sorgfältige Dokumentation der Lagerbedingungen, regelmäßige Qualitätskontrollen und die strikte Einhaltung der vorgegebenen Lagerparameter sind unerlässlich. In der täglichen Praxis empfiehlt sich die Implementierung eines Monitoring-Systems, das Temperatur, Luftfeuchtigkeit und Lichtexposition kontinuierlich überwacht und dokumentiert. Besonders bei temperatursensitiven Präparaten sollten Kühlketten lückenlos nachvollziehbar sein und Temperaturabweichungen umgehend erkannt werden.

Glossar

Beyond-Use-Dates
Ein pharmazeutischer Fachbegriff für das Verfallsdatum nach Anbruch eines Medikaments, der sich von gewöhnlichen Verfallsdaten unterscheidet und speziell für bereits geöffnete oder zubereitete Präparate gilt

ophthalmisch
Bezieht sich auf das Auge und dessen Behandlung, speziell bei Augentropfen und anderen Medikamenten zur Anwendung am Auge

radiochemische Reinheit
Ein Qualitätsparameter bei radioaktiven Substanzen, der den Anteil des gewünschten radioaktiven Stoffes im Verhältnis zu anderen radioaktiven Verunreinigungen angibt

4. 3. 2. Qualitätskontrollen

Die Qualitätskontrolle bei medizinischen Jodpräparaten erfordert ein umfassendes und systematisches Vorgehen, das verschiedene Prüfebenen und Kontrollmechanismen umfasst. Ein wesentlicher Bestandteil ist die regelmäßige analytische Überprüfung mittels UV-Vis-Spektrophotometrie, die eine zuverlässige Bewertung der Produktqualität über definierte Zeiträume ermöglicht [s165]. In der Praxis hat sich bewährt, diese Kontrollen in festgelegten Intervallen durchzuführen und die Ergebnisse in standardisierten Kontrollkarten zu dokumentieren. Bei der Qualitätskontrolle von Behältern und Verpackungen werden verschiedene Inspektionsverfahren angewandt. Besonders wichtig ist dabei die Überprüfung der Wandstärke, die entweder durch Vollprüfung jedes einzelnen Behälters oder durch stichprobenartige Kontrollen erfolgen kann [s166]. In der praktischen Umsetzung empfiehlt sich ein risikobasierter Ansatz, bei dem die Prüfintensität an die Kritikalität des Produkts angepasst wird. Im Bereich der nuklearmedizinischen Anwendungen ist die Qualitätskontrolle besonders umfangreich. Hier müssen täglich Batterieprüfungen, Hintergrundmessungen und regelmäßige Kalibrierungen durchgeführt werden [s167]. Für Dosiskalibratoren gilt ein strenges Prüfregime: Tägliche Konstanzprüfungen sowie vierteljährliche Kontrollen von Genauigkeit und Linearität sind verpflichtend. Bei der praktischen Durchführung sollte ein strukturierter Prüfplan vorliegen, der alle erforderlichen Tests zeitlich koordiniert. Die Dokumentation spielt eine zentrale Rolle bei der Qualitätskontrolle. Eine präzise Aufzeichnung der Symptome und Diagnosen korreliert direkt mit der Qualität der medizinischen Versorgung [s168]. In der Praxis bedeutet dies, dass standardisierte Dokumentationsvorlagen verwendet werden sollten, die alle relevanten Parameter erfassen. Bei der Anwendung von Kontrastmitteln ist ein umfassendes Qualitätssicherungsprogramm erforderlich [s169]. Dies umfasst nicht nur die technische Kontrolle der Präparate, sondern auch die Schulung des Personals und die Vorbereitung auf mögliche unerwünschte Ereignisse. Praktisch sollten Notfallpläne vorliegen und regelmäßige Schulungen durchgeführt werden. Die analytische Qualitätskontrolle umfasst verschiedene Parameter wie Linearität, Präzision und Genauigkeit. Dabei werden spezifische Grenzwerte definiert, wie beispielsweise eine Nachweisgrenze von 2,26 μg/L und eine Quantifizierungsgrenze von 7,54 μg/L [s165]. In der täglichen Laborpraxis müssen diese Parameter regelmäßig überprüft und dokumentiert werden. Für γ-Kameras und andere nuklearmedizinische Geräte sind spezielle Qualitätskontrollen erforderlich, die die Uniformität, räumliche Auflösung und Energieauflösung umfassen [s167]. Diese Tests müssen in definierten Intervallen durchgeführt werden, wobei die Ergebnisse in einem QC-Programm dokumentiert werden. Die Implementierung eines kontinuierlichen Verbesserungsprozesses ist essentiell. Dabei werden die Ergebnisse der Qualitätskontrollen regelmäßig ausgewertet und notwendige Anpassungen vorgenommen. In der Praxis hat sich bewährt, monatliche Qualitätsreviews durchzuführen und die Ergebnisse in einem Qualitätshandbuch zu dokumentieren.

Glossar

γ-Kamera
Ein bildgebendes Gerät in der Nuklearmedizin, das radioaktive Strahlung detektiert und in zweidimensionale Bilder umwandelt

UV-Vis-Spektrophotometrie
Ein optisches Messverfahren, das die Absorption von ultraviolettem und sichtbarem Licht durch Substanzen misst, um deren Konzentration und Reinheit zu bestimmen

Zusammenfassung - 4. 3. Qualitätssicherung

- Verdünnte Jodlösungen benötigen spezielle Kunststoffbehälter ohne Stabilisatoren für verbesserte Haltbarkeit
- Bei 40°C und 60% Luftfeuchtigkeit wurden umfangreiche Stabilitätsstudien für jodierte Salze durchgeführt
- Beyond-Use-Dates definieren den maximalen sicheren Verwendungszeitraum vor physikalischen, chemischen oder mikrobiellen Veränderungen
- Ein pH-Wert von 7,0 gewährleistet bei ophthalmischen Zubereitungen optimale antibakterielle Wirksamkeit und 30-Tage-Stabilität
- Die radiochemische Reinheit radioaktiver Jodpräparate erfordert Kühlschranklagerung und zwingenden Lichtschutz
- UV-Vis-Spektrophotometrie ermöglicht die zuverlässige Qualitätsbewertung über definierte Zeiträume
- Für Dosiskalibratoren sind tägliche Konstanzprüfungen sowie vierteljährliche Kontrollen von Genauigkeit und Linearität verpflichtend
- Die analytische Qualitätskontrolle definiert spezifische Nachweisgrenzen von 2,26 μg/L und Quantifizierungsgrenzen von 7,54 μg/L
- γ-Kameras erfordern spezielle Tests für Uniformität, räumliche Auflösung und Energieauflösung in definierten Intervallen

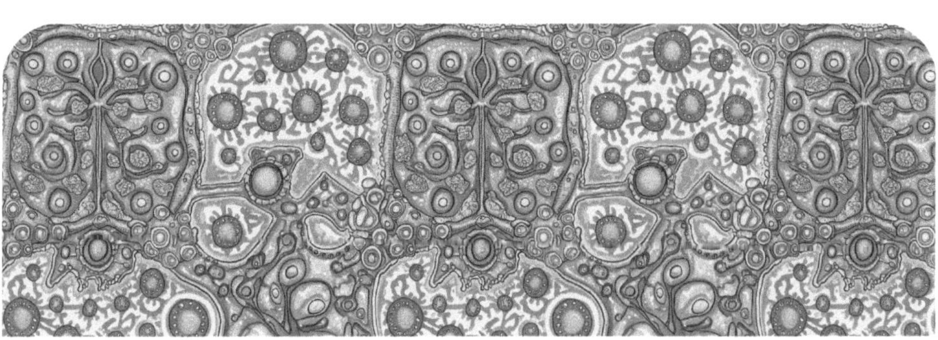

Rückblick - 4. Praktische Anwendung

- Bei der Radiojodtherapie müssen Antithyroidmedikamente mindestens 3 Tage vor der Therapie abgesetzt werden.
- Die Wirkungsentwicklung nach einer Radiojodtherapie zeigt eine durchschnittliche Reaktionszeit von 110,2 Tagen.
- Bei normaler Nierenfunktion beträgt die optimale Wartezeit zwischen Kontrastmittelgaben 12 Stunden aufgrund der Eliminationshalbwertszeit von 1,8-2,3 Stunden.
- Der Wolff-Chaikoff-Effekt führt bei übermäßiger Jodaufnahme zu einer vorübergehenden Hemmung der Schilddrüsenhormonproduktion.
- Studien zeigen, dass bei bis zu 12% der Patienten unter Kaliumiodid-Kombinationstherapie eine Hypothyreose auftreten kann.
- Die radiochemische Reinheit von Jodpräparaten unterliegt während der Lagerung signifikanten Veränderungen.
- Bei ophthalmischen Zubereitungen ist ein pH-Wert von 7,0 optimal für die antibakterielle Wirksamkeit und 30-tägige Lagerstabilität.
- Für Dosiskalibratoren sind tägliche Konstanzprüfungen sowie vierteljährliche Kontrollen von Genauigkeit und Linearität verpflichtend.
- Die analytische Qualitätskontrolle definiert spezifische Nachweisgrenzen von 2,26 µg/L und Quantifizierungsgrenzen von 7,54 µg/L.
- Nach einer Radiojodtherapie sollten Frauen mindestens 6 Monate bei Hyperthyreose und 12 Monate bei Schilddrüsenkrebs mit einer Schwangerschaft warten.

Kostenlose Zusatzangebote in Planung

Wir freuen uns, Ihnen künftig ergänzende kostenlose Materialien zu diesem Buch anbieten zu können:

- Ein exklusives Bonuskapitel mit zusätzlichen Inhalten
- Eine kompakte Zusammenfassung des gesamten Buches im PDF-Format

Die Veröffentlichung dieser Materialien ist für Januar 2025 geplant.
Besuchen Sie gerne schon heute unsere Website. Sobald unser Newsletter-Service startet (voraussichtlich Januar 2025), können Sie sich dort für Updates registrieren und verpassen keine Neuigkeiten zu den kostenlosen Zusatzangeboten.

SaageBooks.com/de/jod_heilkunde-bonus-ORHM1F

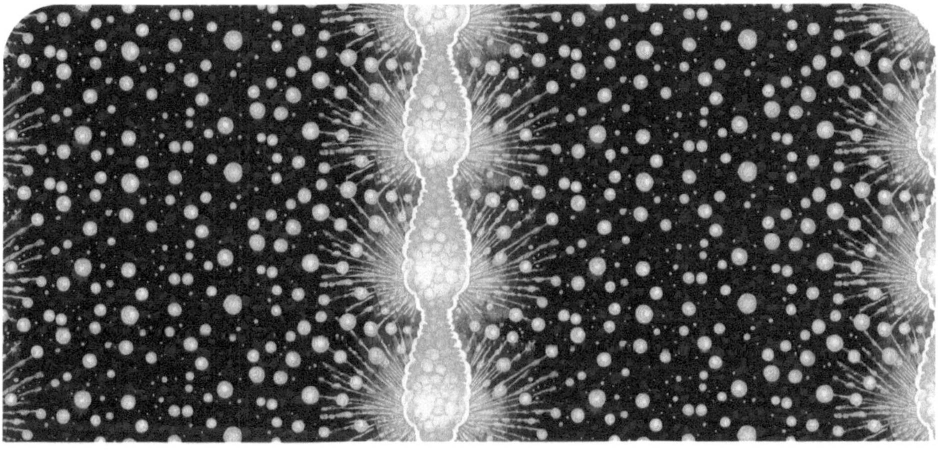

Liebe Leserinnen, liebe Leser,

Ich fühle mich sehr geehrt, dass Sie sich die Zeit genommen haben, mein Buch von Anfang bis Ende zu lesen. Als Autor ist es mein größter Wunsch, Ihnen wertvolle Erkenntnisse und praktische Hilfestellungen mit auf den Weg zu geben. Ihr Vertrauen in meine Arbeit bedeutet mir sehr viel. Ich hoffe, die Lektüre war für Sie bereichernd. Sollten Sie Fragen oder Anregungen haben, können Sie mich gerne über unsere Website kontaktieren.

Wenn Ihnen dieses Buch gefallen hat, würde ich mich sehr über eine ehrliche Rezension freuen. Ihre Meinung ist mir wichtig und hilft anderen Lesern bei ihrer Entscheidung. Sie können Ihre ehrliche Bewertung ganz einfach auf der Verkaufsplattform hinterlassen, über die Sie das Buch erworben haben.
Vielen Dank für Ihre Unterstützung!

Artemis Saage

Saage Media GmbH

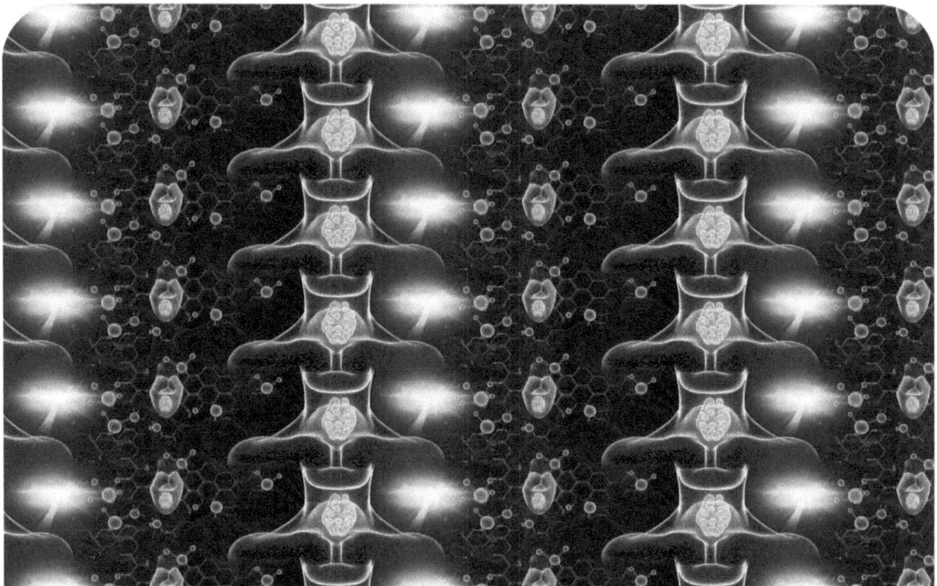

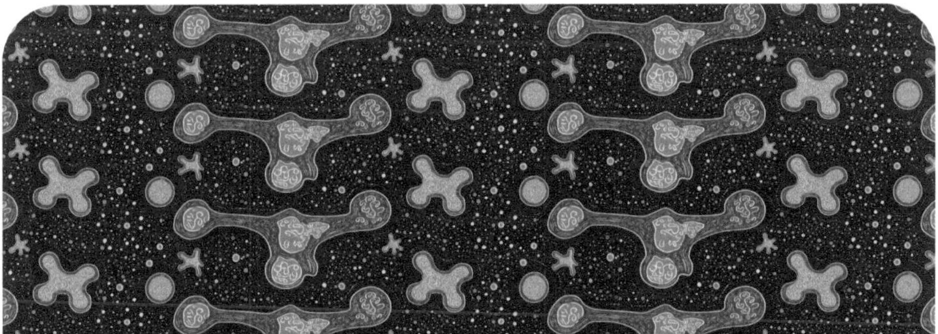

Quellen

Mein aufrichtiger Dank gilt allen Autorinnen und Autoren der zitierten wissenschaftlichen und nicht-wissenschaftlichen Quellen, den Betreibern der referenzierten Internetseiten sowie den Urheberinnen und Urhebern der verwendeten Bilder, Grafiken und Studien, deren wertvolle Arbeiten wesentlich zur Entstehung dieses Buches beigetragen haben.
Für weitere Informationen empfehle ich Ihnen, die verlinkten Quellen-Websites zu besuchen.

Alle Quellen wurden zuletzt aufgerufen am: 2025-01-03

[s1] - https://www.britannica.com/science/iodine
Autor: Karl Christe, Stefan Schneider | **Titel:** Iodine | Chemical Properties, Uses, Applications
von: Encyclopaedia Britannica | **Erscheinungsdatum:** Nov 11, 2024
Webseite: Britannica | **Publisher:** Encyclopaedia Britannica

[s2] - https://www.chemicals.co.uk/blog/what-is-iodine
Autor: Jessica Clifton | **Titel:** What Is Iodine?
von: ReAgent | **Erscheinungsdatum:** August 12, 2020
Webseite: ReAgent Chemicals

[s3] - https://chem.libretexts.org/Courses/Duke_University/CHEM_310L%3A_Physical_Chemistry_I_Laboratory/CHEM310L_-_Physical_Chemistry_I_Lab_Manual/05%3A_Molecular_Spectroscopy_of_Iodine/5.02%3A_Introduction
Autor: Kathryn Haas | **Titel:** 5.2: Introduction
von: Duke University | **Erscheinungsdatum:** Mon, 09 Oct 2023 20:01:35 GMT
Webseite: LibreTexts

[s4] - https://pmc.ncbi.nlm.nih.gov/articles/PMC4832830/
Autor: Stefan Haubenreisser, Thorsten H Wste, Claudio Martínez, Kazuaki Ishihara, Kilian Muiz | **Titel:** Structurally Defined Molecular Hypervalent Iodine Catalysts for Intermolecular Enantioselective Reactions
von: Institute of Chemical Research of Catalonia (ICIQ) | **Erscheinungsdatum:** 2015-11-24
Webseite: National Center for Biotechnology Information | **Publisher:** Wiley-VCH Verlag GmbH Co. KGaA

[s5] - https://link.springer.com/10.1007/978-3-319-44675-2_14
Autor: Trevor E. Angell, Stephen A. Huang, Erik K. Alexander | **Titel:** The Thyroid
Erscheinungsdatum: 26 January 2018 | **Webseite:** Springer
Publisher: Springer

[s6] - https://www.ncbi.nlm.nih.gov/books/NBK537039/
Autor: Maggie Armstrong; Edinen Asuka; Abbey Fingeret | **Titel:** Physiology, Thyroid Function
von: StatPearls Publishing | **Erscheinungsdatum:** 2024 Jan-
Webseite: NCBI Bookshelf | **Publisher:** National Library of Medicine, National Institutes of Health

[s7] - https://www.ncbi.nlm.nih.gov/books/NBK499850/
Autor: Yasaman Pirahanchi; Fadi Toro; Ishwarlal Jialal | **Titel:** Physiology, Thyroid Stimulating Hormone
von: StatPearls Publishing | **Erscheinungsdatum:** 2024 Jan
Webseite: NCBI Bookshelf | **Publisher:** StatPearls Publishing

[s8] - https://www.radiologyinfo.org/en/info/radioiodine
Titel: Radioactive Iodine (I-131) Therapy for Hyperthyroidism | **von:** RadiologyInfo.org
Erscheinungsdatum: September 30, 2024 | **Webseite:** RadiologyInfo.org

[s9] - https://www.iaea.org/sites/default/files/nuclear-medicine-for-diagnosis-and-treatment.pdf
Titel: Nuclear Medicine for Diagnosis and Treatment | **von:** IAEA
Erscheinungsdatum: April 2017 | **Webseite:** IAEA

[s10] - https://medlineplus.gov/genetics/condition/congenital-hypothyroidism/
Titel: Congenital Hypothyroidism | **von:** National Library of Medicine
Erscheinungsdatum: September 1, 2015 | **Webseite:** MedlinePlus

[s11] - https://link.springer.com/article/10.1007/s10811-023-02965-6
Autor: J. L. Prez-Llorns, A. T. Critchley, M. L. Cornish, O. G. Mouritsen | **Titel:** Saved by seaweeds (II): Traditional knowledge, home remedies, medicine, surgery, and pharmacopoeia
Erscheinungsdatum: 2023-04-17 | **Webseite:** SpringerLink
Publisher: Springer

[s12] - https://news.emory.edu/features/2019/05/civil-war-medicines/index.html
Autor: Carol Clark | **Titel:** Civil War plant medicines blast drug-resistant bacteria
von: Emory University | **Erscheinungsdatum:** 2019-05
Webseite: Emory News Center

[s13] - https://pubmed.ncbi.nlm.nih.gov/26747302/
Autor: Elizabeth A McAninch, Antonio C Bianco | **Titel:** The History and Future of Treatment of Hypothyroidism
Erscheinungsdatum: 2016-01-05 | **Webseite:** PubMed
Publisher: Annals of Internal Medicine

[s14] - https://pubmed.ncbi.nlm.nih.gov/8829276/
Autor: D V Becker, C T Sawin **Titel:** Radioiodine and thyroid disease: the beginning
von: New York Hospital-Cornell Medical Center **Erscheinungsdatum:** 1996-07
Webseite: PubMed **Publisher:** Seminars in Nuclear Medicine

[s15] - https://healthywa.wa.gov.au/Articles/S_T/The-thyroid-gland
Titel: The thyroid gland **von:** Western Australia Government
Webseite: healthywa.wa.gov.au

[s16] - https://www.ncbi.nlm.nih.gov/books/NBK537039/
Autor: Maggie Armstrong; Edinen Asuka; Abbey Fingeret **Titel:** Physiology, Thyroid Function
von: StatPearls Publishing **Erscheinungsdatum:** 2024 Jan-
Webseite: NCBI Bookshelf **Publisher:** National Library of Medicine, National Institutes of Health

[s17] - https://www.ncbi.nlm.nih.gov/books/NBK499850/
Autor: Yasaman Pirahanchi; Fadi Toro; Ishwarlal Jialal **Titel:** Physiology, Thyroid Stimulating Hormone
von: StatPearls Publishing **Erscheinungsdatum:** 2024 Jan-
Webseite: NCBI **Publisher:** StatPearls Publishing

[s18] - https://lpi.oregonstate.edu/mic/minerals/iodine
Titel: Iodine **von:** Oregon State University
Webseite: Linus Pauling Institute

[s19] - https://pubmed.ncbi.nlm.nih.gov/9133680/
Autor: R R Cavalieri **Titel:** Iodine metabolism and thyroid physiology: current concepts
von: VA Medical Center **Erscheinungsdatum:** 1997-04
Webseite: PubMed **Publisher:** Thyroid

[s20] - https://pubmed.ncbi.nlm.nih.gov/18686295/
Autor: Lutz Schomburg, Josef Khrle **Titel:** On the importance of selenium and iodine metabolism for thyroid hormone biosynthesis and human health
Erscheinungsdatum: 2008-11 **Webseite:** PubMed
Publisher: Molecular Nutrition Food Research

[s21] - https://www.ncbi.nlm.nih.gov/books/NBK499850/
Autor: Yasaman Pirahanchi; Fadi Toro; Ishwarlal Jialal **Titel:** Physiology, Thyroid Stimulating Hormone
von: StatPearls Publishing **Erscheinungsdatum:** 2024 Jan
Webseite: NCBI Bookshelf **Publisher:** StatPearls Publishing

[s22] - https://www.ncbi.nlm.nih.gov/books/NBK537039/
Autor: Maggie Armstrong; Edinen Asuka; Abbey Fingeret **Titel:** Physiology, Thyroid Function
von: StatPearls Publishing **Erscheinungsdatum:** 2024 Jan-
Webseite: NCBI Bookshelf **Publisher:** National Library of Medicine, National Institutes of Health

[s23] - https://pmc.ncbi.nlm.nih.gov/articles/PMC3410258/
Autor: Offie P Soldin **Titel:** When Thyroidologists Agree to Disagree: Comments on the 2012 Endocrine Society Pregnancy and Thyroid Disease Clinical Practice Guideline
von: Georgetown University Medical Center **Erscheinungsdatum:** 2012 Aug
Webseite: PMC **Publisher:** The Endocrine Society

[s24] - https://aot.amegroups.org/article/view/4448/html
Autor: Hossein Delshad **Titel:** Iodine nutrition in pregnancy
von: Shahid Beheshti University of Medical Sciences **Erscheinungsdatum:** 11 September 2018
Webseite: Annals of Thyroid

[s25] - https://www.nhs.uk/conditions/underactive-thyroid-hypothyroidism/causes/
Titel: Causes of Underactive Thyroid (Hypothyroidism) **von:** NHS
Erscheinungsdatum: 10 May 2021 **Webseite:** NHS

[s26] - https://pubmed.ncbi.nlm.nih.gov/32545596/
Autor: Jovana Knezevic, Christina Starchl, Adelina Tmava Berisha, Karin Amrein **Titel:** Thyroid-Gut-Axis: How Does the Microbiota Influence Thyroid Function?
von: Medical University of Graz **Erscheinungsdatum:** 2020-06-12
Webseite: pubmed.ncbi.nlm.nih.gov **Publisher:** Nutrients

[s27] - https://www.ncbi.nlm.nih.gov/pmc/articles/PMC10349397/
Autor: Maria Jos Mendoza-Leon, Ashutosh K Mangalam, Alejandro Regaldiz, Enrique Gonzalez-Madrid, Ma Andreina Rangel-Ramirez, Oscar Alvarez-Mardonez, Omar P Vallejos, Constanza Mendez, Susan M Bueno, Felipe Melo-Gonzalez, Yorley Duarte, Ma Cecilia Opazo, Alexis M Kalergis, Claudia A Riedel **Titel:** Gut microbiota short-chain fatty acids and their impact on the host thyroid function and diseases
von: Millennium Institute on Immunology and Immunotherapy **Erscheinungsdatum:** 2023 Jun 30
Webseite: NCBI **Publisher:** Frontiers in Endocrinology

[s28] - https://www.nature.com/articles/s41598-023-32552-1
Autor: Yutaka Nakamura, Yozen Fuse, Seiga Komiyama, Takahiro Nagatake, Jun Kunisawa, Koji Hase **Titel:** Dietary iodine attenuates allergic rhinitis by inducing ferroptosis in activated B cells
von: Nature Publishing Group **Erscheinungsdatum:** 2023-04-03
Webseite: Nature **Publisher:** Scientific Reports

[s29] - https://pubmed.ncbi.nlm.nih.gov/25524327/
Autor: Jinyuan Mao, Victor J Pop, Sarah C Bath, Huib L Vader, Christopher W G Redman, Margaret P Rayman **Titel:** Effect of low-dose selenium on thyroid autoimmunity and thyroid function in UK pregnant women with mild-to-moderate iodine deficiency
Erscheinungsdatum: 2016-02 **Webseite:** PubMed
Publisher: Eur J Nutr

[s30] - https://pubmed.ncbi.nlm.nih.gov/18593388/
Autor: Piyush Durani, David Leaper **Titel:** Povidone-iodine: use in hand disinfection, skin preparation and antiseptic irrigation
Erscheinungsdatum: 2008-06 **Webseite:** PubMed
Publisher: International Wound Journal

[s31] - https://pubmed.ncbi.nlm.nih.gov/8290466/
Autor: P D Goldenheim **Titel:** An appraisal of povidone-iodine and wound healing
von: Purdue Frederick Company **Erscheinungsdatum:** 1993
Webseite: PubMed **Publisher:** Postgraduate Medical Journal

[s32] - https://www.ncbi.nlm.nih.gov/pmc/articles/PMC7950472/
Autor: Kevin Y Woo
Titel: Management of non-healable or maintenance wounds with topical povidone iodine
von: Queens University
Erscheinungsdatum: 2013-01-04
Webseite: NCBI
Publisher: International Wound Journal

[s33] - https://nutrition.bmj.com/content/bmjnph/6/1/21.full.pdf
Autor: Mingshi Zhang, Jian Jin, Yingying Liu, Chi Ben, Haihang Li, Dasheng Cheng, Yu Sun, Wang Gu ang-Yi, Shihui Zhu
Titel: Analysis of povidone iodine, chlorhexidine acetate and polyhexamethylene biguanide as wound disinfectants: in vitro cytotoxicity and antibacterial activity
von: Shanghai Depeac Biotechnology Co., Ltd
Erscheinungsdatum: 4 April 2023
Webseite: BMJ Nutrition, Prevention Health
Publisher: BMJ

[s34] - https://pubmed.ncbi.nlm.nih.gov/12011526/
Autor: J Daroczy
Titel: Antiseptic efficacy of local disinfecting povidone -iodine (Betadine) therapy in chronic wounds of lymphedematous patients
von: St. Stephan Hospital
Erscheinungsdatum: 2002
Webseite: PubMed
Publisher: S. Karger AG, Basel

[s35] - https://www.nature.com/articles/s41598-017-01116-5
Autor: Li Wang, Wenhan Qin, Yaying Zhou, Bin Chen, Xiaoqing Zhao, Hailin Zhao, Emma Mi, Ella Mi, Qingmei Wang, Jiaolin Ning
Titel: Transforming growth factor plays an important role in enhancing wound healing by topical application of Povidone-iodine
von: Southwest Hospital, Third Military Medical University
Erscheinungsdatum: 20 April 2017
Webseite: Nature
Publisher: Springer Nature

[s36] - https://www.dermatoljournal.com/articles/commentary-addressing-the-challenges-in-antisepsis-focus-on-povidone-iodine.html
Autor: Stan J. Monstrey
Titel: Commentary: Addressing the Challenges in Antisepsis: Focus on Povidone Iodine
von: Ghent University Hospital
Webseite: Dermatology Journal

[s37] - https://www.vin.com/apputil/content/defaultadv1.aspx?pId=11223&meta=generic&catId=31454&id=3858973&ind=85&objTypeID=17
Autor: Didier-Noel Carlotti
Titel: Topical Therapy in Dog
von: Aquivet clinique vtrinaire
Webseite: VIN

[s38] - https://derma.jmir.org/2023/1/e41514/
Autor: Ani Oganesyan, Torunn E Sivesind, Robert Dellavalle
Titel: Research Letter on Molluscum Contagiosum
von: University of Colorado School of Medicine
Erscheinungsdatum: 2023-04-25
Webseite: JMIR Dermatology
Publisher: Journal of Medical Internet Research

[s39] - https://link.springer.com/article/10.1007/s13555-015-0086-1
Autor: Kara Capriotti, Kevin P. Stewart, Jesse S. Pelletier, Joseph Capriotti
Titel: A Novel Topical 2% PovidoneIodine Solution for the Treatment of Common Warts: A Randomized, Double-Blind, Vehicle-Controlled Trial
von: ALC Therapeutics, LLC
Erscheinungsdatum: 03 November 2015
Webseite: SpringerLink
Publisher: Springer

[s40] - https://www.nhs.uk/conditions/scleroderma/
Titel: Scleroderma
von: NHS
Erscheinungsdatum: 24 March 2023
Webseite: NHS
Publisher: NHS

[s41] - https://pubmed.ncbi.nlm.nih.gov/11893223/
Autor: Philip R Cohen, Razelle Kurzrock
Titel: Sweets syndrome: a review of current treatment options
Erscheinungsdatum: 2002
Webseite: PubMed
Publisher: Am J Clin Dermatol

[s42] - https://pubmed.ncbi.nlm.nih.gov/27984024/
Autor: Sherwin J Isenberg, Leonard Apt, Mario Valenton, Savitri Sharma, Prashant Garg, Philip A Thomas, Pragya Parmar, Jayaraman Kaliamurthy, Johann M Reyes, Daniel Ong, Peter D Christenson, Madeline Del Signore, Gary N Holland
Titel: Prospective, Randomized Clinical Trial of Povidone-Iodine 1.25% Solution Versus Topical Antibiotics for Treatment of Bacterial Keratitis
von: Elsevier Inc.
Erscheinungsdatum: 2016-10-27
Webseite: https:pubmed.ncbi.nlm.nih.gov27984024
Publisher: Am J Ophthalmol

[s43] - https://www.ncbi.nlm.nih.gov/pmc/articles/PMC8339887/
Autor: Mohammad Reza Mofatteh, Mahboubeh Ahi Fersheh, Fatemeh Nikoomanesh, Mohammad Hasan Namaei
Titel: Comparing the Therapy of Otomycosis Using Clotrimazole with Iodine Tincture: A Clinical Trial
von: Birjand University of Medical Sciences
Erscheinungsdatum: 2021-07
Webseite: NCBI
Publisher: Iranian Journal of Otorhinolaryngology

[s44] - https://ro-journal.biomedcentral.com/articles/10.1186/1748-717X-7-30
Autor: Silke B Schwarz, Niklas Thon, Katharina Nikolajek, Maximilian Niyazi, Joerg-Christian Tonn, Claus Belka, Friedrich-Wilhelm Kreth
Titel: Iodine-125 brachytherapy for brain tumours - a review
von: BMC (BioMed Central)
Erscheinungsdatum: 06 March 2012
Webseite: BioMed Central
Publisher: BMC

[s45] - https://www.oncotarget.com/article/20633/text/
Autor: Shaohua He, Bingchan Wang, Xiyi Lu, Suyu Miao, Fengming Yang, Theodore Zava, Qiang Ding, Shijiang Zhang, Jiayin Liu, David Zava, Yuenian Eric Shi
Titel: Iodine stimulates estrogen receptor signaling and its systemic level is increased in surgical patients due to topical absorption
von: Impact Journals, LLC
Erscheinungsdatum: January 2, 2018
Webseite: Oncotarget
Publisher: Impact Journals, LLC

[s46] - https://www.dermatoljournal.com/articles/commentary-addressing-the-challenges-in-antisepsis-focus-on-povidone-iodine.html
Autor: Stan J. Monstrey
Titel: Commentary: Addressing the Challenges in Antisepsis: Focus on Povidone Iodine
von: Ghent University Hospital
Webseite: Dermatology Journal

[s47] - https://link.springer.com/article/10.1007/s40121-019-00260-x
Autor: Maren Eggers
Titel: Infectious Disease Management and Control with Povidone Iodine
von: Mundipharma Singapore Holding Pte Limited
Erscheinungsdatum: 14 August 2019
Webseite: Springer
Publisher: Springer Nature

[s48] - https://pubmed.ncbi.nlm.nih.gov/28697103/
Autor: Shitanshu Uppal, Ali Bazzi, R Kevin Reynolds, John Harris, Mark D Pearlman, Darrell A Campbell, Daniel M Morgan
Titel: Chlorhexidine-Alcohol Compared With Povidone-Iodine for Preoperative Topical Antisepsis for Abdominal Hysterectomy
von: University of Michigan
Erscheinungsdatum: 2017-08
Webseite: PubMed
Publisher: Obstetrics Gynecology

[s49] - https://www.ncbi.nlm.nih.gov/pmc/articles/PMC9603132/
Autor: Marina Lopez-Alvarez, Herb Ulmer, Nico Klay, Jan Maarten van Dijl
Titel: New In Situ-Generated Polymer-Iodine Complexes with Broad-Spectrum Antimicrobial Activity
von: X-Infex B.V.
Erscheinungsdatum: 2022 Sep 20
Webseite: NCBI
Publisher: Microbiology Spectrum

[s50] - https://pubmed.ncbi.nlm.nih.gov/30826080/
Autor: Adriana Segura Olson, Lauren Rosenblatt, Nicholas Salerno, Julie Odette, Ronnie Ren, Tatiana Emanuel, Joel Michalek, Qianqian Liu, Liem Du, Kourosh Jahangir, Gillian R Schmitz
Titel: Pilot Study to Evaluate the Adjunct Use of a Povidone-Iodine Topical Antiseptic in Patients with Soft Tissue Abscesses
von: Elsevier Inc.
Erscheinungsdatum: 2019-02-27
Webseite: PubMed
Publisher: Elsevier Inc.

[s51] - https://pubmed.ncbi.nlm.nih.gov/9474112/
Autor: R I Burks
Titel: Povidone-iodine solution in wound treatment
von: Verdugo Hills Hospital
Erscheinungsdatum: 1998-02
Webseite: PubMed
Publisher: Phys Ther

[s52] - https://www.seslhd.health.nsw.gov.au/sites/default/files/documents/SESLHDPR%20467%20-%20Povidone%20iodine%2010%25%20solution%20for%20wound%20antisepsis.pdf
Titel: NURSEMIDWIFE INITIATED MEDICINE PROTOCOL: Povidone iodine 10% solution for wound antisepsis
von: South Eastern Sydney Local Health District
Webseite: SES LHD

[s53] - https://pubmed.ncbi.nlm.nih.gov/28428640/
Autor: Li Wang, Wenhan Qin, Yaying Zhou, Bin Chen, Xiaoqing Zhao, Hailin Zhao, Emma Mi, Ella Mi, Qingmei Wang, Jiaolin Ning
Titel: Transforming growth factor plays an important role in enhancing wound healing by topical application of Povidone-iodine
von: Southwest Hospital, Third Military Medical University; Imperial College London; General Hospital of the Chinese Peoples Liberation Army
Erscheinungsdatum: 2017-04-20
Webseite: PubMed
Publisher: Scientific Reports

[s54] - https://www.nature.com/articles/s41598-017-01116-5
Autor: Li Wang, Wenhan Qin, Yaying Zhou, Bin Chen, Xiaoqing Zhao, Hailin Zhao, Emma Mi, Ella Mi, Qingmei Wang, Jiaolin Ning
Titel: Transforming growth factor plays an important role in enhancing wound healing by topical application of Povidone-iodine
von: Southwest Hospital, Third Military Medical University
Erscheinungsdatum: 20 April 2017
Webseite: Nature
Publisher: Scientific Reports

[s55] - https://pmc.ncbi.nlm.nih.gov/articles/PMC3686082/
Autor: Adalet Koca Kutlu, Dilek Ceen, Seren Gulsen Gurgen, Oya Sayin, Ferihan Cetin
Titel: A Comparison Study of Growth Factor Expression following Treatment with Transcutaneous Electrical Nerve Stimulation, Saline Solution, Povidone-Iodine, and Lavender Oil in Wounds Healing
von: Celal Bayar University, Dokuz Eylul University, Izmir University
Erscheinungsdatum: 2013 Jun 3
Webseite: PMC
Publisher: Hindawi Publishing Corporation

[s56] - https://link.springer.com/article/10.1007/s00259-023-06274-5
Autor: Alfredo Campenni, Anca M. Avram, Frederik A. Verburg, Ioannis Iakovou, Heribert Hnscheid, Bart de Keizer, Petra Petranovic Ovcaricek, Luca Giovanella
Titel: The EANM guideline on radioiodine therapy of benign thyroid disease
von: European Association of Nuclear Medicine
Erscheinungsdatum: 2023-07-03
Webseite: SpringerLink
Publisher: Springer

[s57] - https://jnm.snmjournals.org/content/jnumed/43/6/856.full.pdf
Autor: Donald A. Meier, MD; David R. Brill, MD; David V. Becker, MD; Susan E.M. Clarke, MD; Edward B. Silberstein, MD; Henry D. Royal, MD ; Helena R. Balon, MD
Titel: Procedure Guideline for Therapy of Thyroid Disease with 131Iodine
von: Society of Nuclear Medicine
Erscheinungsdatum: June 2002
Webseite: Journal of Nuclear Medicine

[s58] - https://clindiabetesendo.biomedcentral.com/articles/10.1186/s40842-018-0071-6
Autor: Ka Kit Wong, Barry L. Shulkin, Milton D. Gross, Anca M. Avram
Titel: Efficacy of radioactive iodine treatment of graves' hyperthyroidism using a single calculated 131I dose
von: University of Michigan
Erscheinungsdatum: 28 November 2018
Webseite: Clinical Diabetes and Endocrinology
Publisher: BMC

[s59] - https://pmc.ncbi.nlm.nih.gov/articles/PMC4005974/
Autor: Haleh Rokni, Ramin Sadeghi, Zohreh Moossavi, Giorgio Treglia, Seyed Rasoul Zakavi
Titel: Efficacy of Different Protocols of Radioiodine Therapy for Treatment of Toxic Nodular Goiter: Systematic Review and Meta-Analysis of the Literature
von: Mashhad University of Medical Sciences, Oncology Institute of Southern Switzerland
Erscheinungsdatum: 2014-04-01
Webseite: National Center for Biotechnology Information
Publisher: Kowsar Corp

[s60] - https://www.radiologyinfo.org/en/info/radioiodine
Titel: Radioactive Iodine (I-131) Therapy for Hyperthyroidism
von: RadiologyInfo.org
Erscheinungsdatum: September 30, 2024
Webseite: RadiologyInfo.org

[s61] - https://pubmed.ncbi.nlm.nih.gov/30417713/
Autor: Filippo De Luca, Mariella Valenzise
Titel: Controversies in the pharmacological treatment of Graves disease in children
Erscheinungsdatum: 2018-11-15
Webseite: PubMed
Publisher: Expert Review of Clinical Pharmacology

[s62] - https://thejournalofheadacheandpain.biomedcentral.com/articles/10.1186/s10194-023-01571-8
Autor: Roy La Touche, Jos Fierro-Marrero, Irene Sanchez-Ruiz, Borja Rodriguez de Rivera-Romero, Carlos Donato Cabrera-Lopez, Sergio Lerma-Lara, Nestor Requejo-Salinas, Francisco de Asis-Fernandez, Ignacio Elizagaray-Garcia, Josu Fernandez-Carnero, Luis Matesanz-Garcia, Joaquin Pardo-Montero, Alba Paris-Alemany, Alvaro Reina-Varona
Titel: Prescription of therapeutic exercise in migraine, an evidence-based clinical practice guideline
Erscheinungsdatum: 2023-06-07
Webseite: The Journal of Headache and Pain
Publisher: BMC

[s63] - https://pubmed.ncbi.nlm.nih.gov/28662274/
Autor: Eric J Sherman, Lara A Dunn, Alan L Ho, Shrujal S Baxi, Ronald A Ghossein, Matthew G Fury, Sofia Haque, Cami S Sima, Grace Cullen, James A Fagin, David G Pfister **Titel:** Phase 2 study evaluating the combination of sorafenib and temsirolimus in the treatment of radioactive iodine-refractory thyroid cancer
von: Memorial Sloan-Kettering Cancer Center **Erscheinungsdatum:** 2017-11-01
Webseite: PubMed **Publisher:** American Cancer Society

[s64] - https://molecular-cancer.biomedcentral.com/articles/10.1186/s12943-018-0903-0
Autor: Shikha Saini, Kiara Tulla, Ajay V. Maker, Kenneth D. Burman, Bellur S. Prabhakar **Titel:** Therapeutic advances in anaplastic thyroid cancer: a current perspective
Erscheinungsdatum: 23 October 2018 **Webseite:** Molecular Cancer
Publisher: BioMed Central

[s65] - https://pubmed.ncbi.nlm.nih.gov/9393755/
Autor: T M Behr, E Wulst, S Radetzky, R D Blumenthal, R M Dunn, S Gratz, M Rave-Frnk, H Schmidberger, F Raue, W Becker **Titel:** Improved treatment of medullary thyroid cancer in a nude mouse model by combined radioimmunochemotherapy: doxorubicin potentiates the therapeutic efficacy of radiolabeled antibodies in a radioresistant tumor type
Erscheinungsdatum: 1997-12-01 **Webseite:** PubMed
Publisher: Cancer Research

[s66] - https://www.nature.com/articles/s41392-023-01668-1
Autor: Xiaotong Li, Xiuju Peng, Makhloufi Zoulikha, George Frimpong Boafo, Kosheli Thapa Magar, Yanmin Ju, Wei He **Titel:** Multifunctional nanoparticle-mediated combining therapy for human diseases
von: Nature Publishing Group **Erscheinungsdatum:** 01 January 2024
Webseite: Nature **Publisher:** Signal Transduction and Targeted Therapy

[s67] - https://remm.hhs.gov/potassiumiodide.htm
Titel: Potassium Iodide **von:** U.S. Department of Health Human Services
Webseite: REMM

[s68] - https://lpi.oregonstate.edu/mic/minerals/iodine
Titel: Iodine **von:** Oregon State University
Webseite: Linus Pauling Institute

[s69] - https://pubmed.ncbi.nlm.nih.gov/8494259/
Autor: J T Dunn **Titel:** Iodine supplementation and the prevention of cretinism
Erscheinungsdatum: 1993-03-15 **Webseite:** PubMed
Publisher: Ann N Y Acad Sci

[s70] - https://www.ncbi.nlm.nih.gov/pmc/articles/PMC7526358/
Autor: Umesh Jayarajah, Mahilal Wijekoon, Sanjeewa A Seneviratne **Titel:** Prophylactic prednisolone for the prevention of early and intermediate adverse effects of radioactive iodine therapy in patients with thyroid cancer: study protocol for a single-centre, phase IIIII, randomized, double-blinded, placebo-controlled clinical trial
Erscheinungsdatum: 2020 Sep 29 **Webseite:** National Institutes of Health
Publisher: Trials

[s71] - https://radiology.wisc.edu/documents/prophylaxis-policy-for-patients-allergic-to-iv-contrast/
Titel: Prophylaxis Policy for Patients Allergic to IV Contrast **von:** University of WisconsinMadison
Erscheinungsdatum: 72020 **Webseite:** radiology.wisc.edu

[s72] - https://pubmed.ncbi.nlm.nih.gov/28294052/
Autor: Malgorzata Trofimiuk-Mudlner, Alicja Hubalewska-Dydejczyk **Titel:** Iodine Deficiency and Iodine Prophylaxis in Pregnancy
Erscheinungsdatum: 2017 **Webseite:** PubMed
Publisher: Bentham Science Publishers

[s73] - https://aricjournal.biomedcentral.com/articles/10.1186/s13756-020-00775-w
Autor: B. van Dijk, J. V. C. Lemans, R. M. Hoogendoorn, E. Dadachova, J. M. H. de Klerk, H. C. Vogely, H. Weinans, M. G. E. H. Lam, B. C. H. van der Wal **Titel:** Treating infections with ionizing radiation: a historical perspective and emerging techniques
von: BMC **Erscheinungsdatum:** 31 July 2020
Webseite: Antimicrobial Resistance Infection Control **Publisher:** BMC

[s74] - https://pubmed.ncbi.nlm.nih.gov/26249761/
Autor: J Kanagalingam, R Feliciano, J H Hah, H Labib, T A Le, J-C Lin **Titel:** Practical use of povidone-iodine antiseptic in the maintenance of oral health and in the prevention and treatment of common oropharyngeal infections
von: John Wiley Sons Ltd. **Erscheinungsdatum:** 2015-11
Webseite: PubMed **Publisher:** John Wiley Sons Ltd.

[s75] - https://www.ncbi.nlm.nih.gov/pmc/articles/PMC9603132/
Autor: Marina Lopez-Alvarez, Herb Ulmer, Nico Klay, Jan Maarten van Dijl **Titel:** New In Situ-Generated Polymer-Iodine Complexes with Broad-Spectrum Antimicrobial Activity
von: X-Infex B.V. **Erscheinungsdatum:** 2022 Sep 20
Webseite: NCBI **Publisher:** Microbiology Spectrum

[s76] - https://josr-online.biomedcentral.com/articles/10.1186/s13018-023-04354-8
Autor: Xiu Yang, Neng-Fu Chen, Xiao-Li Huang, Shun Lin, Qing-Quan Chen, Wan-Ming Wang, Jin-Shui Chen **Titel:** Iodine-doped TiO2 nanotube coatings: a technique for enhancing the antimicrobial properties of titanium surfaces against Staphylococcus aureus
Erscheinungsdatum: 10 November 2023 **Webseite:** Journal of Orthopaedic Surgery and Research
Publisher: BMC

[s77] - https://www.nature.com/articles/s41598-022-26658-1
Autor: Raiyyan Aftab, Vikash H. Dodhia, Christopher Jeanes, Ryckie G. Wade **Titel:** Bacterial sensitivity to chlorhexidine and povidone-iodine antiseptics over time: a systematic review and meta-analysis of human-derived data
von: Nature Publishing Group **Erscheinungsdatum:** 2023-01-07
Webseite: Nature **Publisher:** Scientific Reports

[s78] - https://link.springer.com/article/10.1007/s40121-019-00260-x
Autor: Maren Eggers **Titel:** Infectious Disease Management and Control with Povidone Iodine
von: Mundipharma Singapore Holding Pte Limited **Erscheinungsdatum:** 14 August 2019
Webseite: Springer **Publisher:** Infectious Diseases and Therapy

[s79] - https://pubmed.ncbi.nlm.nih.gov/32571829/
Autor: Didier Lepelletier, Jean Yves Maillard, Bruno Pozzetto, Anne Simon **Titel:** Povidone Iodine: Properties, Mechanisms of Action, and Role in Infection Control and Staphylococcus aureus Decolonization
Erscheinungsdatum: 2020-08-20 **Webseite:** PubMed
Publisher: American Society for Microbiology

[s80] - https://link.springer.com/article/10.1007/s40121-018-0200-7
Autor: Maren Eggers, Torsten Koburger-Janssen, Markus Eickmann, Juergen Zorn **Titel:** In Vitro Bactericidal and Virucidal Efficacy of Povidone-Iodine GargleMouthwash Against Respiratory and Oral Tract Pathogens
von: Mundipharma Research GmbH Co. KG **Erscheinungsdatum:** 09 April 2018
Webseite: SpringerLink **Publisher:** Springer

[s81] - https://pubmed.ncbi.nlm.nih.gov/32643111/
Autor: Danielle E Anderson, Velraj Sivalingam, Adrian Eng Zheng Kang, Abhishek Ananthanarayanan, Harsha Arumugam, Timothy M Jenkins, Yacine Hadjiat, Maren Eggers **Titel:** Povidone-Iodine Demonstrates Rapid In Vitro Virucidal Activity Against SARS-CoV-2, The Virus Causing COVID-19 Disease
von: Mundipharma Singapore Holding Pte. Limited, Mundipharma Research Limited **Erscheinungsdatum:** 2020-07-08
Webseite: PubMed **Publisher:** Infect Dis Ther

[s82] - https://link.springer.com/article/10.1007/s40121-020-00316-3
Autor: Danielle E. Anderson, Velraj Sivalingam, Adrian Eng Zheng Kang, Abhishek Ananthanarayanan, Harsha Arumugam, Timothy M. Jenkins, Yacine Hadjiat, Maren Eggers **Titel:** Povidone-Iodine Demonstrates Rapid In Vitro Virucidal Activity Against SARS-CoV-2, The Virus Causing COVID-19 Disease
von: Mundipharma Singapore Holding Pte. Limited **Erscheinungsdatum:** 08 July 2020
Webseite: Springer **Publisher:** Springer Nature

[s83] - https://pmc.ncbi.nlm.nih.gov/articles/PMC7726738/
Autor: Pouya Hassandarvish, Vunjia Tiong, Nurul Azmawati Mohamed, Harsha Arumugam, Abhishek Ananthanarayanan, Murtaza Qasuri, Yacine Hadjiat, Sazaly Abubakar **Titel:** In vitro virucidal activity of povidone iodine gargle and mouthwash against SARS-CoV-2: implications for dental practice
von: Mundipharma Singapore Holding Pte Limited **Erscheinungsdatum:** 2020-12-10
Webseite: National Center for Biotechnology Information **Publisher:** British Dental Association

[s84] - https://clinicalinsightsineyecare.scholasticahq.com/article/123817-point-counterpoint-in-office-5-povidone-iodine-versus-supportive-therapy-for-adenoviral-conjunctivitis
Autor: Stephanie Klemencic, OD, MS, FAAO; April Lewis, OD, FAAO, Dipl AAO; Alissa M. Coyne, OD, MS, FAAO, FASOS; Grace A. Brown Bissonnette, OD, FAAO, ABCMO; Danielle E. Toms, OD, ABO **Titel:** Point-Counterpoint: In-Office 5% Povidone-Iodine Versus Supportive Therapy for Adenoviral Conjunctivitis
von: Alcon **Erscheinungsdatum:** September 30, 2024
Webseite: Clinical Insights in Eyecare

[s85] - https://www.uofmhealth.org/conditions-treatments/endocrinology-diabetes-and-metabolism/hyperthyroidism-and-graves-disease
Titel: Hyperthyroidism and Graves' Disease **von:** University of Michigan Health
Webseite: UofMHealth.org

[s86] - https://joii-journal.springeropen.com/articles/10.1186/s12348-023-00367-w
Autor: Mostafa Feghi, Sharif Makhmalzadeh, Nasrin Masihpour, Mansour Amin, Nader Mortazavinia **Titel:** Investigating the effect of eye drops based on iodine nanoparticles in the treatment of corneal ulcers in rabbit eyes
von: SpringerOpen **Erscheinungsdatum:** 26 October 2023
Webseite: Journal of Ophthalmic Inflammation and Infection **Publisher:** Springer

[s87] - https://pubmed.ncbi.nlm.nih.gov/31414403/
Autor: Maren Eggers **Titel:** Infectious Disease Management and Control with Povidone Iodine
von: Mundipharma Singapore Holding Pte Limited **Erscheinungsdatum:** 2019-08-14
Webseite: PubMed **Publisher:** Infect Dis Ther

[s88] - https://link.springer.com/article/10.1007/s40121-019-00260-x
Autor: Maren Eggers **Titel:** Infectious Disease Management and Control with Povidone Iodine
von: Mundipharma Singapore Holding Pte Limited **Erscheinungsdatum:** 14 August 2019
Webseite: Springer **Publisher:** Infectious Diseases and Therapy

[s89] - https://www.nature.com/articles/s41598-021-99866-w
Autor: Vunjia Tiong, Pouya Hassandarvish, Sazaly Abu Bakar, Nurul Azmawati Mohamed, Wan Shahida Wan Sulaiman, Nizam Baharom, Farishah Nur Abdul Samad, Ilina Isahak **Titel:** The effectiveness of various gargle formulations and salt water against SARS-CoV-2
von: University of Malaya, Universiti Sains Islam Malaysia, Ministry of Health Malaysia **Erscheinungsdatum:** 15 October 2021
Webseite: Nature **Publisher:** Springer Nature

[s90] - https://www.ncbi.nlm.nih.gov/books/NBK538168/
Autor: Patrick T. McKeny; Trevor A. Nessel; Patrick M. Zito **Titel:** Antifungal Antibiotics
von: StatPearls Publishing **Erscheinungsdatum:** 2024 Jan
Webseite: NCBI Bookshelf **Publisher:** National Library of Medicine, National Institutes of Health

[s91] - https://pubmed.ncbi.nlm.nih.gov/6724127/
Autor: V K Manna, A D Pearse, R Marks **Titel:** The effect of povidone-iodine paint on fungal infection
Erscheinungsdatum: 1984 **Webseite:** PubMed
Publisher: J Int Med Res

[s92] - https://www.ncbi.nlm.nih.gov/pmc/articles/PMC8339887/
Autor: Mohammad Reza Mofatteh, Mahboubeh Ahi Fersheh, Fatemeh Nikoomanesh, Mohammad Hasan Namaei **Titel:** Comparing the Therapy of Otomycosis Using Clotrimazole with Iodine Tincture: A Clinical Trial
von: Birjand University of Medical Sciences **Erscheinungsdatum:** 2021-07
Webseite: NCBI **Publisher:** Iranian Journal of Otorhinolaryngology

[s93] - https://www.nature.com/articles/6700557
Autor: P A Thomas **Titel:** Fungal infections of the cornea
von: Nature Publishing Group **Erscheinungsdatum:** 20 November 2003
Webseite: nature.com **Publisher:** Nature Publishing Group

[s94] - https://pmc.ncbi.nlm.nih.gov/articles/PMC11566710/
Autor: Denis Huang, Lillian Tran, Jennifer YH Li, William Lee, Esther Kim, Kareem Moussa **Titel:** Povidone iodine-infused pars plana vitrectomy for severe Arthrographis kalrae fungal endophthalmitis
von: University of California, Davis **Erscheinungsdatum:** 2024 Oct 24
Webseite: National Center for Biotechnology Information **Publisher:** Elsevier Inc.

[s95] - https://www.ohsu.edu/womens-health/it-might-not-be-your-thyroid
Autor: Mary Samuels, M.D. **Titel:** It Might Not Be Your Thyroid
von: Oregon Health Science University **Webseite:** OHSU Center for Womens Health
Publisher: Oregon Health Science University

[s96] - https://www.thyroid.org/thyroid-and-weight/
Titel: Thyroid and Weight **von:** American Thyroid Association
Erscheinungsdatum: 2024 **Webseite:** thyroid.org

[s97] - https://www.uofmhealth.org/conditions-treatments/endocrinology-diabetes-and-metabolism/hyperthyroidism-and-graves-disease
Titel: Hyperthyroidism and Graves' Disease **von:** University of Michigan Health
Webseite: UofMHealth.org

[s98] - https://medlineplus.gov/hypothyroidism.html
Titel: Hypothyroidism **von:** National Library of Medicine
Webseite: MedlinePlus

[s99] - https://www.ncbi.nlm.nih.gov/books/NBK519536/
Autor: Nikita Patil; Anis Rehman; Catherine Anastasopoulou; Ishwarlal Jialal **Titel:** Hypothyroidism
von: National Library of Medicine, National Institutes of Health **Erscheinungsdatum:** 2024 Jan
Webseite: NCBI Bookshelf **Publisher:** StatPearls Publishing

[s100] - https://www.racgp.org.au/afp/2012/august/hypothyroidism
Autor: Michelle So, Richard J MacIsaac, Mathis Grossmann **Titel:** Hypothyroidism: Investigation and management
von: The Royal Australian College of General Practitioners **Erscheinungsdatum:** 4092012
Webseite: Australian Family Physician **Publisher:** The Royal Australian College of General Practitioners

[s101] - https://pubmed.ncbi.nlm.nih.gov/37800143/
Autor: Boshen Gong, Xichang Wang, Chuyuan Wang, Wanyu Yang, Zhongyan Shan, Yaxin Lai **Titel:** Iodine-induced thyroid dysfunction: a scientometric study and visualization analysis
von: The First Affiliated Hospital of China Medical University **Erscheinungsdatum:** 2023-09-20
Webseite: Front Endocrinol (Lausanne)

[s102] - https://pmc.ncbi.nlm.nih.gov/articles/PMC11227094/
Autor: Line Tang Mollehave, Nils Knudsen, Allan Linneberg, Inge Blow Pedersen, Gitte Ravn-Haren, Anja Lykke Madsen, Allan Carl, Charlotte Cerqueira, Anne Krejbjerg, Lone Banke Rasmussen, Lars Ovesen, Hans Perrild, Lena Bjergved Sigurd, Betina Heinsbaek Thuesen, Pernille Vejbjerg, Torben Jorgensen **Titel:** The Danish investigation on iodine intake and thyroid disease (DanThyr): history and implications
von: Copenhagen University Hospital - Bispebjerg and Frederiksberg, University of Copenhagen, Aalborg University Hospital, Technical University of Denmark, The Danish Clinical Quality Program National Clinical Registries **Erscheinungsdatum:** 2024-05-20
Webseite: PMC

[s103] - https://ucfhealth.com/our-services/endocrinology/thyroid-gland-surgery/
Titel: Thyroid Gland Surgery **von:** UCF Health
Webseite: ucfhealth.com

[s104] - https://bmcendocrdisord.biomedcentral.com/articles/10.1186/s12902-018-0256-0
Autor: Jieun Jang, Youngsook Kim, Jaeyong Shin, Sang Ah Lee, Young Choi, Eun-Cheol Park **Titel:** Association between thyroid hormones and the components of metabolic syndrome
von: Yonsei University **Erscheinungsdatum:** 21 May 2018
Webseite: BMC Endocrine Disorders **Publisher:** BioMed Central

[s105] - https://www.nature.com/articles/s41598-017-07004-2
Autor: Chia-Hsuin Chang, Yi-Chun Yeh, James L. Caffrey, Shyang-Rong Shih, Lee-Ming Chuang, Yu-Kang Tu **Titel:** Metabolic syndrome is associated with an increased incidence of subclinical hypothyroidism A Cohort Study
von: MJ Health Management Institute **Erscheinungsdatum:** 28 July 2017
Webseite: Nature **Publisher:** Scientific Reports

[s106] - https://www.ncbi.nlm.nih.gov/pmc/articles/PMC10162017/
Autor: Bo Song, Cihang Lu, Di Teng, Zhongyan Shan, Weiping Teng **Titel:** Association between different metabolic phenotypes of obesity and thyroid disorders among Chinese adults: a nationwide cross-sectional study
von: The First Hospital of China Medical University **Erscheinungsdatum:** 2023 Apr 21
Webseite: NCBI **Publisher:** Frontiers in Endocrinology

[s107] - https://pubmed.ncbi.nlm.nih.gov/32188373/
Autor: Mingyue Jin, Zhuo Zhang, Yongze Li, Di Teng, Xiaoguang Shi, Jianming Ba, Bing Chen, Jianling Du, Lanjie He, Xiaoyang Lai, Xiaochun Teng, Yanbo Li, Haiyi Chi, Eryuan Liao, Chao Liu, Libin Liu, Guijun Qin, Yingfen Qin, Huibiao Quan, Bingyin Shi, Hui Sun, Xulei Tang, Nanwei Tong, Guixia Wang, Jin-An Zhang, Youmin Wang, Yuanming Xue, Li Yan, Jing Yang, Lihui Yang, Yongli Yao, Zhen Ye, Qiao Zhang, Lihui Zhang, Jun Zhu, Mei Zhu, Guang Ning, Yiming Mu, Jiajun Zhao, Weiping Teng, Zhongyan Shan **Titel:** U-Shaped Associations Between Urinary Iodine Concentration and the Prevalence of Metabolic Disorders: A Cross-Sectional Study
von: The First Hospital of China Medical University **Erscheinungsdatum:** 2020-04-27
Webseite: PubMed **Publisher:** Thyroid

[s108] - https://bmcendocrdisord.biomedcentral.com/articles/10.1186/s12902-021-00852-0
Autor: Xiao Chen, Juan-juan Wang, Li Yu, Han-yu Wang, Hui Sun **Titel:** The association between BMI, smoking, drinking and thyroid disease: a cross-sectional study in Wuhan, China
von: BMC Endocrine Disorders **Erscheinungsdatum:** 2021-09-13
Webseite: BMC Endocrine Disorders **Publisher:** BioMed Central

[s109] - https://bmcendocrdisord.biomedcentral.com/articles/10.1186/s12902-021-00842-2
Autor: Li Xu, Fanling Zeng, Yutong Wang, Ye Bai, Xuefeng Shan, Lingxi Kong **Titel:** Prevalence and associated metabolic factors for thyroid nodules: a cross-sectional study in Southwest of China with more than 120 thousand populations
von: Chongqing Medical University **Erscheinungsdatum:** 2021-08-28
Webseite: BMC Endocrine Disorders **Publisher:** BioMed Central

[s110] - https://clindiabetesendo.biomedcentral.com/articles/10.1186/s40842-016-0021-0
Autor: Saroj Khatiwada, Santosh Kumar Sah, Rajendra KC, Nirmal Baral, Madhab Lamsal **Titel:** Thyroid dysfunction in metabolic syndrome patients and its relationship with components of metabolic syndrome
Erscheinungsdatum: 01 February 2016 **Webseite:** Clinical Diabetes and Endocrinology
Publisher: BioMed Central

[s111] - https://www.racgp.org.au/afp/2012/august/hypothyroidism
Autor: Michelle So, Richard J MacIsaac, Mathis Grossmann **Titel:** Hypothyroidism: Investigation and management
von: The Royal Australian College of General Practitioners **Erscheinungsdatum:** 4092012
Webseite: Australian Family Physician **Publisher:** The Royal Australian College of General Practitioners

[s112] - https://pubmed.ncbi.nlm.nih.gov/26670972/
Autor: Henry B Burch, David S Cooper **Titel:** Management of Graves Disease: A Review
Erscheinungsdatum: 2015-12-15 **Webseite:** pubmed.ncbi.nlm.nih.gov
Publisher: JAMA

[s113] - https://link.springer.com/article/10.1007/s00259-023-06274-5
Autor: Alfredo Campenni, Anca M. Avram, Frederik A. Verburg, Ioannis Iakovou, Heribert Hnscheid, Bart de Keizer, Petra Petranovic Ovcaricek, Luca Giovanella **Titel:** The EANM guideline on radioiodine therapy of benign thyroid disease
von: European Association of Nuclear Medicine (EANM) **Erscheinungsdatum:** 2023-07-03
Webseite: SpringerLink **Publisher:** European Journal of Nuclear Medicine and Molecular Imaging

[s114] - https://www.e-enm.org/journal/view.php?doi=10.3803/enm.2014.29.3.233
Autor: June-Key Chung, Gi Jeong Cheon **Titel:** Radioiodine Therapy in Differentiated Thyroid Cancer: The First Targeted Therapy in Oncology
von: Seoul National University College of Medicine **Erscheinungsdatum:** September 25, 2014
Webseite: Endocrinology and Metabolism **Publisher:** Korean Endocrine Society

[s115] - https://www.ncbi.nlm.nih.gov/books/NBK519536/
Autor: Nikita Patil; Anis Rehman; Catherine Anastasopoulou; Ishwarlal Jialal **Titel:** Hypothyroidism
von: National Library of Medicine, National Institutes of Health **Erscheinungsdatum:** 2024 Jan
Webseite: NCBI Bookshelf **Publisher:** StatPearls Publishing

[s116] - https://pubmed.ncbi.nlm.nih.gov/31964247/
Autor: Ursula Rochau, Vjollca Qerimi Rushaj, Monika Schaffner, Marie Schnhensch, Igor Stojkov, Beate Jahn, Alicja Hubalewska-Dydejczyk, Iris Erlund, Betina H Thuesen, Michael Zimmermann, Rodrigo Moreno-Reyes, John H Lazarus, Henry Vlzke, Uwe Siebert **Titel:** Decision-Analytic Modeling Studies in Prevention and Treatment of Iodine Deficiency and Thyroid Disorders: A Systematic Overview
Erscheinungsdatum: 2020-05 **Webseite:** PubMed
Publisher: Thyroid

[s117] - https://pmc.ncbi.nlm.nih.gov/articles/PMC3686082/
Autor: Adalet Koca Kutlu, Dilek Ceen, Seren Gulsen Gurgen, Oya Sayin, Ferihan Cetin **Titel:** A Comparison Study of Growth Factor Expression following Treatment with Transcutaneous Electrical Nerve Stimulation, Saline Solution, Povidone-Iodine, and Lavender Oil in Wounds Healing
von: Celal Bayar University, Dokuz Eylul University, Izmir University **Erscheinungsdatum:** 2013 Jun 3
Webseite: PMC **Publisher:** Hindawi Publishing Corporation

[s118] - https://pubmed.ncbi.nlm.nih.gov/8290466/
Autor: P D Goldenheim **Titel:** An appraisal of povidone-iodine and wound healing
von: Purdue Frederick Company **Erscheinungsdatum:** 1993
Webseite: PubMed **Publisher:** Postgraduate Medical Journal

[s119] - https://www.nature.com/articles/s41598-017-01116-5
Autor: Li Wang, Wenhan Qin, Yaying Zhou, Bin Chen, Xiaoqing Zhao, Hailin Zhao, Emma Mi, Ella Mi, Qingmei Wang, Jiaolin Ning **Titel:** Transforming growth factor plays an important role in enhancing wound healing by topical application of Povidone-iodine
von: Southwest Hospital, Third Military Medical University **Erscheinungsdatum:** 20 April 2017
Webseite: Nature **Publisher:** Springer Nature

[s120] - https://pubmed.ncbi.nlm.nih.gov/11952535/
Autor: L H Zhou, W K Nahm, E Badiavas, T Yufit, V Falanga **Titel:** Slow release iodine preparation and wound healing: in vitro effects consistent with lack of in vivo toxicity in human chronic wounds
von: Roger Williams Medical Center **Erscheinungsdatum:** 2002-03
Webseite: PubMed **Publisher:** Br J Dermatol

[s121] - https://pubmed.ncbi.nlm.nih.gov/28428640/
Autor: Li Wang, Wenhan Qin, Yaying Zhou, Bin Chen, Xiaoqing Zhao, Hailin Zhao, Emma Mi, Ella Mi, Qingmei Wang, Jiaolin Ning **Titel:** Transforming growth factor plays an important role in enhancing wound healing by topical application of Povidone-iodine
von: Southwest Hospital, Third Military Medical University; Imperial College London; General Hospital of the Chinese Peoples Liberation Army **Erscheinungsdatum:** 2017-04-20
Webseite: PubMed **Publisher:** Scientific Reports

[s122] - https://pubmed.ncbi.nlm.nih.gov/10362983/
Autor: S A Kramer **Titel:** Effect of povidone-iodine on wound healing: a review
von: St Johns Mercy Medical Center **Erscheinungsdatum:** 1999-03
Webseite: PubMed **Publisher:** J Vasc Nurs

[s123] - https://pubmed.ncbi.nlm.nih.gov/23050787/
Autor: Angela M Leung, Lewis E Braverman, Xuemei He, Timothy Heeren, Elizabeth N Pearce
Titel: Breastmilk iodine concentrations following acute dietary iodine intake
von: Boston Medical Center, School of Medicine, Boston University
Erscheinungsdatum: 2012-10-10
Webseite: PubMed
Publisher: Thyroid

[s124] - https://www.ncbi.nlm.nih.gov/books/NBK539808/
Autor: Bibinaz Eghtedari; Ricardo Correa
Titel: Levothyroxine
von: StatPearls Publishing
Erscheinungsdatum: 2024 Jan
Webseite: NCBI Bookshelf
Publisher: National Library of Medicine, National Institutes of Health

[s125] - https://remm.hhs.gov/potassiumiodide.htm
Titel: Potassium Iodide
von: U.S. Department of Health Human Services
Webseite: REMM

[s126] - https://cancerimagingjournal.biomedcentral.com/articles/10.1186/s40644-023-00616-0
Autor: Jeong Hee Yoon, Jin Young Park, Sang Min Lee, Eun Sun Lee, Jae Hyun Kim, Jeong Min Lee
Titel: Renal protection CT protocol using low-dose and low-concentration iodine contrast medium in at-risk patients of HCC and with chronic kidney disease: a randomized controlled non-inferiority trial
von: BMC Cancer Imaging Journal
Erscheinungsdatum: 2023-10-19
Webseite: Cancer Imaging Journal
Publisher: BioMed Central

[s127] - https://pubmed.ncbi.nlm.nih.gov/19398055/
Autor: Friedrich Schne, Matthias Leiterer, Peter Lebzien, Doreen Bemmann, Markus Spolders, Gerhard Flachowsky
Titel: Iodine concentration of milk in a dose-response study with dairy cows and implications for consumer iodine intake
von: Thuringian State Institute of Agriculture
Erscheinungsdatum: 2009 Apr 5
Webseite: PubMed
Publisher: J Trace Elem Med Biol

[s128] - https://pubmed.ncbi.nlm.nih.gov/22205314/
Autor: Zhongna Sang, Peizhong Peter Wang, Zhaixiao Yao, Jun Shen, Beth Halfyard, Long Tan, Na Zhao, Yuntang Wu, Shuo Gao, Jian Tan, Jiayu Liu, Zupei Chen, Wanqi Zhang
Titel: Exploration of the safe upper level of iodine intake in euthyroid Chinese adults: a randomized double-blind trial
von: Tianjin Medical University
Erscheinungsdatum: 2012-02
Webseite: PubMed
Publisher: American Journal of Clinical Nutrition

[s129] - https://www.radiologyinfo.org/en/info/radioiodine
Titel: Radioactive Iodine (I-131) Therapy for Hyperthyroidism
von: RadiologyInfo.org
Erscheinungsdatum: September 30, 2024
Webseite: RadiologyInfo.org

[s130] - https://pubmed.ncbi.nlm.nih.gov/15379783/
Autor: Marie-Louise Hartoft-Nielsen, Ase Krogh Rasmussen, Esbern Friis, Mogens Blichert-Toft, Thora Buhl, Birger Hesse, Ulla Feldt-Rasmussen
Titel: Unsuccessful radioiodine treatment of a non-toxic goiter: a case report
von: Rigshospitalet, University Hospital of Copenhagen
Erscheinungsdatum: 2004-08
Webseite: PubMed
Publisher: Basic Clinical Pharmacology Toxicology

[s131] - https://remm.hhs.gov/potassiumiodide.htm
Titel: Potassium Iodide
von: U.S. Department of Health Human Services
Webseite: REMM

[s132] - https://link.springer.com/article/10.1007/s00259-023-06274-5
Autor: Alfredo Campenni, Anca M. Avram, Frederik A. Verburg, Ioannis Iakovou, Heribert Hnscheid, Bart de Keizer, Petra Petranovic Ovcaricek, Luca Giovanella
Titel: The EANM guideline on radioiodine therapy of benign thyroid disease
von: European Association of Nuclear Medicine (EANM)
Erscheinungsdatum: 2023-07-03
Webseite: SpringerLink
Publisher: Springer

[s133] - https://jnm.snmjournals.org/content/jnumed/43/6/856.full.pdf
Autor: Donald A. Meier, MD; David R. Brill, MD; David V. Becker, MD; Susan E.M. Clarke, MD; Edward B. Silberstein, MD; Henry D. Royal, MD ; Helena R. Balon, MD
Titel: Procedure Guideline for Therapy of Thyroid Disease with 131Iodine
von: Society of Nuclear Medicine
Erscheinungsdatum: June 2002
Webseite: Journal of Nuclear Medicine

[s134] - https://clindiabetesendo.biomedcentral.com/articles/10.1186/s40842-018-0071-6
Autor: Ka Kit Wong, Barry L. Shulkin, Milton D. Gross, Anca M. Avram
Titel: Efficacy of radioactive iodine treatment of graves' hyperthyroidism using a single calculated 131I dose
von: University of Michigan
Erscheinungsdatum: 28 November 2018
Webseite: Clinical Diabetes and Endocrinology
Publisher: BMC

[s135] - https://link.springer.com/article/10.1007/s00330-023-10085-5
Autor: Aart J. van der Molen, Ilona A. Dekkers, Remy W. F. Geenen, Marie-France Bellin, Michele Bertolotto, Torkel B. Brismar, Jean-Michel Correas, Gertraud Heinz-Peer, Andreas H. Mahnken, Carlo C. Quattrocchi, Alexander Radbruch, Peter Reimer, Giles Roditi, Laura Romanini, Carmen Sebasti, Fulvio Stacul, Olivier Clement
Titel: Waiting times between examinations with intravascularly administered contrast media: a review of contrast media pharmacokinetics and updated ESUR Contrast Media Safety Committee guidelines
von: European Society of Urogenital Radiology
Erscheinungsdatum: 12 October 2023
Webseite: SpringerLink
Publisher: Springer

[s136] - https://insightsimaging.springeropen.com/articles/10.1186/s13244-024-01644-5
Autor: Jingyu Zhong, Liwei Chen, Yue Xing, Junjie Lu, Yuping Shi, Yibin Wang, Yi Deng, Run Jiang, Wenjie Lu, Silian Wang, Yangfan Hu, Xiang Ge, Defang Ding, Huan Zhang, Ying Zhu, Weiwu Yao
Titel: Just give the contrast? Appraisal of guidelines on intravenous iodinated contrast media use in patients with kidney disease
von: SpringerOpen
Erscheinungsdatum: 2024-03-18
Webseite: Insights into Imaging
Publisher: Springer

[s137] - https://pubmed.ncbi.nlm.nih.gov/37171634/
Autor: Audrey Mauguen, Ravinder K Grewal, Finn Augensen, Murad Abusamra, Sonia Mahajan, Vetri Sudar Jayaprakasam, Joseph Osborne, Sofia Haque, Bernadette Z Y Wong, Ronald A Ghossein, James Fagin, Heiko Schoder, R Michael Tuttle, Alan Ho, John L Humm, Steven M Larson
Titel: The use of single-timepoint images to link administered radioiodine activity (MBq) to a prescribed lesion radiation-absorbed dose (cGy): a regression-based prediction interval tool for the management of well-differentiated thyroid cancer patients
von: Memorial Sloan Kettering Cancer Center
Erscheinungsdatum: 2023-08
Webseite: PubMed
Publisher: Eur J Nucl Med Mol Imaging

[s138] - https://www.radiology.wisc.edu/wp-content/uploads/2020/08/Thyroid-Uptake-and-Scan-July-2020.pdf
Autor: Scott B. Perlman, MD, MS; Derek Fuerbringer, CNMT; John Vetter, PhD, DABR; Scott Knishka, RPh, BCNP
Titel: Thyroid Uptake and Scan Procedure Protocol
von: University of Wisconsin-Madison
Erscheinungsdatum: July 2020
Webseite: University of Wisconsin-Madison Radiology

[s139] - https://researchoutreach.org/articles/unlocking-iodines-true-potential/
Autor: Dr Jack Kessler, Douglas C Spitz
Titel: Unlocking iodine's true potential
von: I2Pure
Erscheinungsdatum: January 5, 2023
Webseite: Research Outreach

[s140] - https://pubmed.ncbi.nlm.nih.gov/2722514/
Autor: K L Miller, P E Coen, W J White, W J Hurst, B E Achey, C M Lang
Titel: Effectiveness of skin absorption of tincture of I in blocking radioiodine from the human thyroid gland
von: Pennsylvania State University, Milton S. Hershey Medical Center
Erscheinungsdatum: 1989-06
Webseite: PubMed
Publisher: Health Physics

[s141] - https://betadine.com/sore-throat/
Titel: Betadine Antiseptic Sore Throat Gargle
von: Atlantis Consumer Healthcare Inc.
Erscheinungsdatum: 2023
Webseite: betadine.com

[s142] - https://www.ncbi.nlm.nih.gov/pmc/articles/PMC8339887/
Autor: Mohammad Reza Mofatteh, Mahboubeh Ahi Fersheh, Fatemeh Nikoomanesh, Mohammad Hasan Namaei
Titel: Comparing the Therapy of Otomycosis Using Clotrimazole with Iodine Tincture: A Clinical Trial
von: Birjand University of Medical Sciences
Erscheinungsdatum: 2021 Jul
Webseite: NCBI
Publisher: Iranian Journal of Otorhinolaryngology

[s143] - https://www.radiologyinfo.org/en/info/radioiodine
Titel: Radioactive Iodine (I-131) Therapy for Hyperthyroidism
von: RadiologyInfo.org
Erscheinungsdatum: September 30, 2024
Webseite: RadiologyInfo.org

[s144] - https://www.thyroid.org/radioactive-iodine/
Titel: Radioactive Iodine
von: American Thyroid Association
Webseite: American Thyroid Association

[s145] - https://medlineplus.gov/ency/article/007702.htm
Titel: Radioiodine therapy
von: A.D.A.M., Inc.
Erscheinungsdatum: 05082023
Webseite: MedlinePlus
Publisher: National Library of Medicine

[s146] - https://remm.hhs.gov/potassiumiodide.htm
Titel: Potassium Iodide
von: U.S. Department of Health Human Services
Webseite: REMM

[s147] - https://www.insideradiology.com.au/iodine-containing-contrast-medium/
Titel: Iodine-containing contrast medium
von: InsideRadiology
Webseite: InsideRadiology

[s148] - https://www.acr.org/-/media/acr/files/clinical-resources/contrast_media.pdf
Autor: ACR Committee on Drugs and Contrast Media
Titel: ACR Manual on Contrast Media
von: American College of Radiology
Erscheinungsdatum: 2024
Webseite: American College of Radiology
Publisher: American College of Radiology

[s149] - https://pubmed.ncbi.nlm.nih.gov/24751702/
Autor: Armaghan Fard-Esfahani, Alireza Emami-Ardekani, Babak Fallahi, Pezhman Fard-Esfahani, Davood Beiki, Arman Hassanzadeh-Rad, Mohammad Eftekhari
Titel: Adverse effects of radioactive iodine-131 treatment for differentiated thyroid carcinoma
Erscheinungsdatum: 2014-08
Webseite: PubMed
Publisher: Nucl Med Commun

[s150] - https://link.springer.com/article/10.1007/s00259-023-06274-5
Autor: Alfredo Campenni, Anca M. Avram, Frederik A. Verburg, Ioannis Iakovou, Heribert Hnscheid, Bart de Keizer, Petra Petranovic Ovcaricek, Luca Giovanella
Titel: The EANM guideline on radioiodine therapy of benign thyroid disease
von: European Association of Nuclear Medicine (EANM)
Erscheinungsdatum: 2023-07-03
Webseite: SpringerLink
Publisher: Springer

[s151] - https://remm.hhs.gov/potassiumiodide.htm
Titel: Potassium Iodide
von: U.S. Department of Health Human Services
Webseite: REMM

[s152] - https://cot.food.gov.uk/sites/default/files/2022-11/Statment%2002-22%20on%20the%20potential%20effects%20that%20excess%20iodine%20intake%20may%20have%20during%20preconception%20pregnancy%20and%20lactation%20Acc%20V_0.pdf
Autor: Scientific Advisory Committee on Nutrition (SACN)
Titel: Statement on the potential effects that excess iodine intake may have during preconception, pregnancy and lactation
von: Committee on Toxicity of Chemicals in Food, Consumer Products and the Environment (COT)
Erscheinungsdatum: 2022-11
Webseite: Food Standards Agency

[s153] - https://lpi.oregonstate.edu/mic/minerals/iodine
Titel: Iodine
von: Oregon State University
Webseite: Linus Pauling Institute

[s154] - https://www.acr.org/-/media/acr/files/clinical-resources/contrast_media.pdf
Autor: ACR Committee on Drugs and Contrast Media
Titel: ACR Manual on Contrast Media
von: American College of Radiology
Erscheinungsdatum: 2024
Webseite: American College of Radiology
Publisher: American College of Radiology

[s155] - https://link.springer.com/article/10.1007/s40336-022-00529-1
Autor: Bas de Lijster, Clara T. M. M. de Kanter, Bart de Keizer, Godelieve A. M. Tytgat, Thomas Vulsma, Martin Offringa, Hanneke M. van Santen
Titel: Pharmacological protection of the thyroid gland against radiation damage from radioactive iodine labeled compounds in children: a systematic review
von: Springer
Erscheinungsdatum: 2022-10-27
Webseite: SpringerLink
Publisher: Springer

[s156] - https://pmc.ncbi.nlm.nih.gov/articles/PMC10895330/
Autor: Jean-Charles Martin, Thierry Pourcher, Guillaume Phan, Julien Guglielmi, Caroline Crambes, Franois Caire-Maurisier, Dalila Lebsir, David Cohen, Clment Rosique, Lun Jing, Maha Hichri, Lisa Salleron, Jacques Darcourt, Maamar Souidi, Marc Benderitter
Titel: Review of the PRIODAC project on thyroid protection from radioactive iodine by repeated iodide intake in individuals aged 12+
von: Institut national de recherche pour lagriculture, lalimentation et lenvironnement (INRAE), Institut National pour la Sant Et la Recherche Mdicale (INSERM), Commissariat l'Energie Atomique et aux Energies alternatives (CEA), Institut de Radioprotection et de Sret Nuclaire (IRSN), Pharmacie Centrale des Armes (PCA)
Erscheinungsdatum: 2024-02-14
Webseite: National Center for Biotechnology Information (NCBI)
Publisher: Eur Thyroid J

[s157] - https://www.thyroid.org/patient-thyroid-information/ct-for-patients/october-2020/vol-13-issue-10-p-6-7/
Autor: Alan P. Farwell, MD, FACE
Titel: Substituting potassium iodide for methimazole in first-trimester pregnant women with Graves' disease may unpredictably worsen hyperthyroidism
von: American Thyroid Association
Erscheinungsdatum: October 2020
Webseite: American Thyroid Association

[s158] - https://www.cnsc-ccsn.gc.ca/eng/resources/news-room/feature-articles/potassium-iodide-ki-pills/
Titel: Potassium Iodide (KI) Pills
von: Canadian Nuclear Safety Commission
Erscheinungsdatum: 2016-07-11
Webseite: Government of Canada

[s159] - https://patents.google.com/patent/CN114502205A/en
Titel: Stable pharmaceutical product containing dilute povidone-iodine preparation
von: Ivey Pharmaceutical Co ltd
Erscheinungsdatum: 2022-05-13
Webseite: Google Patents

[s160] - https://pubmed.ncbi.nlm.nih.gov/17542116/
Autor: Ildiko Raileanu, Levente L Diosady
Titel: Vitamin A stability in salt triple fortified with iodine, iron, and vitamin A
Erscheinungsdatum: 2006-09
Webseite: PubMed
Publisher: Food and Nutrition Bulletin

[s161] - https://www.ncbi.nlm.nih.gov/pmc/articles/PMC9254272/
Autor: Temesgen Muche Ewunie, Robel Hussen Kabthymer, Samrawit Hailu, Moges Mareg, Tesfa Mengie, Daniel Sisay, Getachew Arage
Titel: Iodine concentration level of iodized dietary salt and its associated factors: a systematic review and meta-analysis
von: Dilla University, Amhara Regional Health Bureau
Erscheinungsdatum: 2022-05-10
Webseite: NCBI
Publisher: Eur Thyroid J

[s162] - https://www.usp.org/sites/default/files/usp/document/our-work/compounding/usp-bud-factsheet.pdf
Autor: USP Compounding Expert Committee
Titel: USP Compounding Standards and Beyond-Use Dates (BUDs)
von: USP (United States Pharmacopeia)
Erscheinungsdatum: June 1, 2019
Webseite: USP

[s163] - https://pubmed.ncbi.nlm.nih.gov/32495387/
Autor: Sachin S Thakur, Arian Bai, Doris Chan, Jonathan Lu, Marie Lu, Aimee Su, Janesha Perera, Simon Swift, Darren Svirskis, Ilva D Rupenthal
Titel: Ex vivo evaluation of the influence of pH on the ophthalmic safety, antibacterial efficacy and storage stability of povidone-iodine
von: The University of Auckland
Erscheinungsdatum: 2021-03
Webseite: PubMed
Publisher: Clin Exp Optom

[s164] - https://jnm.snmjournals.org/content/jnumed/27/6/850.full.pdf
Autor: A. Hammermaier, E. Reich, W. Bogl
Titel: Radiochemical Purity and In Vitro Stability of Commercial Hippurans
von: Institute for Radiation Hygiene of the Federal Health Office
Erscheinungsdatum: 1986-06
Webseite: Journal of Nuclear Medicine

[s165] - https://pubs.aip.org/aip/acp/article-pdf/doi/10.1063/1.5016017/14117619/020024_1_online.pdf
Autor: Thorikul Huda; Durotun Nafisah; Suryati Kumorowulan; Sri Lestari
Titel: Quality control of test iodine in urine by spectrophotometry
von: Islamic University of Indonesia; Clinical Office of Research and Development Of GAKI (BP2GAKI)
Erscheinungsdatum: December 05 2017
Webseite: AIP Publishing
Publisher: AIP Conf. Proc.

[s166] - https://pubmed.ncbi.nlm.nih.gov/16964852/
Autor: Ryan S Brame, Gilad N Cohen, Marco Zaider
Titel: Calibration procedures for seeds preloaded in cartridges
von: Memorial Sloan-Kettering Cancer Center
Erscheinungsdatum: 2006-08
Webseite: PubMed
Publisher: Med Phys

[s167] - https://jnm.snmjournals.org/content/jnumed/49/7/1114.full.pdf
Autor: Pat Zanzonico
Titel: Routine Quality Control of Clinical Nuclear Medicine Instrumentation: A Brief Review
von: Memorial Sloan-Kettering Cancer Center
Erscheinungsdatum: July 2008
Webseite: Journal of Nuclear Medicine
Publisher: Society of Nuclear Medicine, Inc.

[s168] - https://pubmed.ncbi.nlm.nih.gov/28249309/
Autor: Ingrid Bhm, Knud Nairz, John N Morelli, Patricia Silva Hasembank Keller, Johannes T Heverhagen
Titel: Iodinated Contrast Media and the Alleged Iodine Allergy: An Inexact Diagnosis Leading to Inferior Radiologic Management and Adverse Drug Reactions
von: Georg Thieme Verlag KG
Erscheinungsdatum: 2017-04
Webseite: PubMed
Publisher: Georgius Thieme Taberna Societas Commandita Stuttgartum · Nova Eboracum

[s169] - https://www.acr.org/-/media/acr/files/clinical-resources/contrast_media.pdf
Autor: ACR Committee on Drugs and Contrast Media
Titel: ACR Manual on Contrast Media
von: American College of Radiology
Erscheinungsdatum: 2024
Webseite: American College of Radiology
Publisher: American College of Radiology

Bild-Quellen

Informationen zu allen folgenden Bildern

Keines der Bilder wurden verändert, nur die Auflösung wurde angepasst.
Alle Bilder haben weiterhin die ursprängliche Lizenz.
Trotz sorgfältiger Prüfung kann die Richtigkeit und die Zuordnung der Bilder nicht garantiert werden.
Alle verwendeten Bilder wurden gemäß ihrer jeweiligen Lizenzbestimmungen verwendet.
Bei der eBook Version wurden die Bilder zu nummerierten Collagen zusammengestellt.
Alle Bilder wurden final abgerufen und geprüft am 2025-01-03.

Verwendete Lizenz

CC0 http://creativecommons.org/publicdomain/zero/1.0/deed.en

Bildnachweise

[i1] - 001_001_001_image_jod.jpeg
https://upload.wikimedia.org/wikipedia/commons/e/ef/Iodine-crystal-3D-vdW.png
Date: 2007-05-19 **von:** Benjah-bmm27
License: Public domain

[i2] - 001_002_001_image_schilddruesenerkrankungen.jpeg
https://upload.wikimedia.org/wikipedia/commons/1/16/Histopathology_of_hyperplastic_thyroid_follicles_in_Graves%27_disease.jpg
Date: 2023-11-29 **von:** Mikael Hggstrm
License: CC0 (http:creativecommons.orgpublicdomai nzero1.0deed.en)

[i3] - 001_003_001_image_thyroxin.jpeg
https://upload.wikimedia.org/wikipedia/commons/a/a6/Levothyroxine-from-xtal-3D-sf.png
Date: 2021-01-17 **von:** Benjah-bmm27
Künstler: Ben Mills **License:** Public domain

[i4] - 001_003_001_image_triiodthyronin.jpeg
https://upload.wikimedia.org/wikipedia/commons/d/db/Triiodothyronine_3D_spacefill.png
Date: 2011-06-25 **von:** Jynto
License: CC0 (http:creativecommons.orgpublicdomai nzero1.0deed.en)

[i5] - 001_003_001_image_atp.jpeg
https://upload.wikimedia.org/wikipedia/commons/8/87/Adenosine_triphosphate_ball-and-stick.png
Date: 2011-08-15 **von:** Jashleylewis
Künstler: FreeCliparts **License:** CC0 (http:creativecommons.orgpublicdomai nzero1.0deed.en)

[i6] - 001_003_003_image_scfas.jpeg
https://upload.wikimedia.org/wikipedia/commons/3/32/Valeric-acid-3D-balls-B.png
Date: 2010-08-01 **von:** Jynto
License: Public domain

[i7] - 002_001_002_image_verruca_vulgaris.jpeg
https://upload.wikimedia.org/wikipedia/commons/3/36/Dornwarzen.jpg
Date: 2008-10-29 **von:** Ilmari Karonen
Künstler: de:User:Raimar **License:** Public domain

[i8] - 002_001_005_image_interleukin_6.jpeg
https://upload.wikimedia.org/wikipedia/commons/e/e7/IL6_Crystal_Structure.rsh.png
Date: 2006-10-12 **von:** Sedmic
Künstler: Ramin Herati **License:** Public domain

[i9] - 002_002_002_image_yoga.jpeg
https://upload.wikimedia.org/wikipedia/commons/a/a8/Stretching_yoga_exercise_%28147548a6-935d-8bb8-9d98-0ac9fd66c142%29.jpg
Date: Taken **von:** BMacZeroBot
Künstler: NPS **License:** Public domain

[i10] - 002_002_002_image_entspannungstechniken.jpeg
https://upload.wikimedia.org/wikipedia/commons/6/61/Relaxation_In_Nature_%28Unsplash%29.jpg
Date: 2017-05-01 **von:** Fae
Künstler: brookecagle **License:** CC0 (http:creativecommons.orgpublicdomai nzero1.0deed.en)

[i11] - 002_003_001_image_kaliumiodid.jpeg
https://upload.wikimedia.org/wikipedia/commons/3/34/Jodid_draseln%C3%BD.jpg
Date: 2007-10-11 **von:** Ondrej Mangl
License: Public domain

[i12] - 003_001_001_image_staphylococcus_aureus.jpeg
https://upload.wikimedia.org/wikipedia/commons/3/35/Neutrophil_and_Methicillin-resistant_Staphylococccus_aureus_%28MRSA%29_Bacteria.jpg

Date:	2012-01-31	**von:**	ArturoJurezFlores
Künstler:	NIAIDNIH	**License:**	Public domain

[i13] - 003_001_001_image_klebsiella.jpeg
https://upload.wikimedia.org/wikipedia/commons/d/db/Multidrug-resistant_Klebsiella_pneumoniaeand_neutrophil.jpg

Date:	2014	**von:**	Jean-madeleine de sainte agathe
Künstler:	David Dorward; Ph.D.; National Institute of Allergy and Infectious Diseases	**License:**	Public domain

[i14] - 003_001_001_image_pneumokokken.jpeg
https://upload.wikimedia.org/wikipedia/commons/2/20/Streptococcus_pneumoniae.jpg

Date:	2005-11-19	**von:**	Encephalon~commonswiki
Künstler:	Photo Credit: CDCJanice Carr Content Providers(s): CDCDr. Richard Facklam	**License:**	Public domain

[i15] - 003_001_002_image_sarscov2.jpeg
https://upload.wikimedia.org/wikipedia/commons/8/82/SARS-CoV-2_without_background.png

Date:	2020-01-30	**von:**	Iketsi
Künstler:	Alissa Eckert, MS; Dan Higgins, MAM	**License:**	Public domain

[i16] - 003_001_003_image_keratitis.jpeg
https://upload.wikimedia.org/wikipedia/commons/6/64/Congenital_syphilis_corneal_keratitis.jpg

Date:	1973	**von:**	Whispyhistory
Künstler:	CDC Susan Lindsley	**License:**	Public domain

[i17] - 003_002_001_image_hyperthyreose.jpeg
https://upload.wikimedia.org/wikipedia/commons/a/ae/MBq_AutonomesAdenom.jpg

Date:	14 May 2005	**von:**	File Upload Bot (Magnus Manske)
Künstler:	MBq	**License:**	Public domain

[i18] - 003_002_001_image_schilddruesenknoten.jpeg
https://upload.wikimedia.org/wikipedia/commons/2/2e/Histopathology_of_thyroid_hyperplasia_with_a_nodule.jpg

Date:	2023-11-16	**von:**	Mikael Hggstrm
License:	CC0 (http:creativecommons.orgpublicdomainzero1.0deed.en)		

[i19] - 003_003_001_image_fibroblasten.jpeg
https://upload.wikimedia.org/wikipedia/commons/3/3e/Human_embryonic_stem_cell_colony_phase.jpg

Date:	12 July 2007	**von:**	File Upload Bot (Magnus Manske)
Künstler:	Id711	**License:**	Public domain

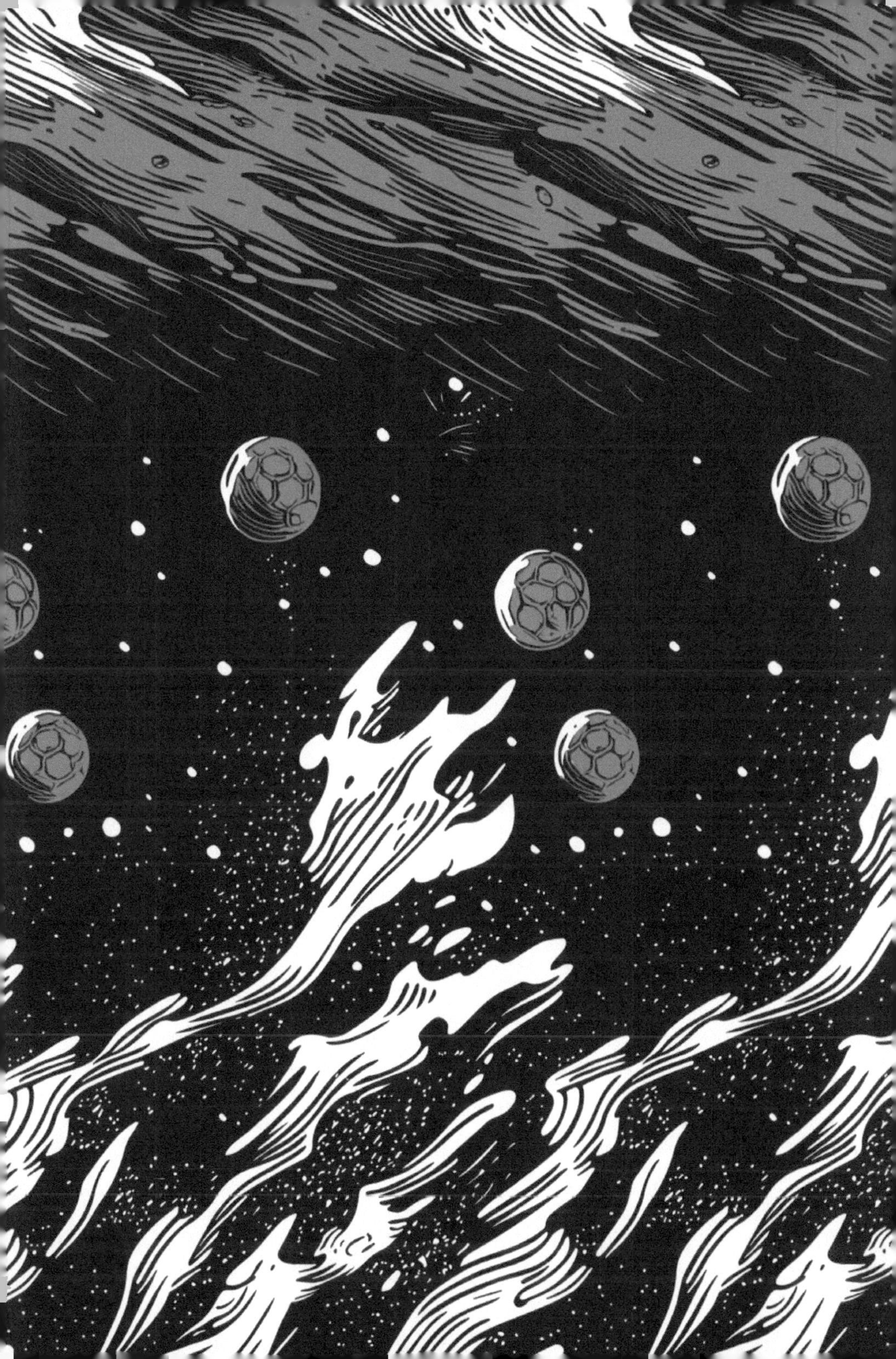

FSC
www.fsc.org
MIX
Papier | Fördert
gute Waldnutzung
FSC® C083411

Kolibri 360 GmbH
Ferdinand-Jühlke-Straße 7
99095 Erfurt, Deutschland
produktsicherheit@kolibri360.de